胡锡琪图解肝病

疑难肝病临床病理诊断与鉴别诊断

主 编

胡锡琪

副主编

张文宏 朱虹光 张继明 唐 峰

上海科学技术出版社

图书在版编目（CIP）数据

胡锡琪图解肝病：疑难肝病临床病理诊断与鉴别诊断 /
胡锡琪主编. —上海：上海科学技术出版社，2018.3
ISBN 978 - 7 - 5478 - 1987 - 6

Ⅰ. ①胡⋯　Ⅱ. ①胡⋯　Ⅲ. ①肝疾病－诊断－图解
Ⅳ. ①R575.04 - 64

中国版本图书馆 CIP 数据核字（2018）第 009690 号

胡锡琪图解肝病：疑难肝病临床病理诊断与鉴别诊断

主编　胡锡琪

上海世纪出版（集团）有限公司
上 海 科 学 技 术 出 版 社　出版、发行
（上海钦州南路 71 号　邮政编码 200235　www.sstp.cn）

上海中华商务联合印刷有限公司印刷

开本 889×1194　1/16　印张 12.75
字数：300 千字　　插页 4
2018 年 3 月第 1 版　2018 年 3 月第 1 次印刷
ISBN 978 - 7 - 5478 - 1987 - 6/R · 1553
定价：128.00 元

内容提要

本书由著名肝脏病理学家胡锡琪教授从医 50 余年来精心收集的近百个疑难及少见肝病病例和 600 余幅高质量彩色图片汇编而成,描述了疑难肝病组织病理学和免疫组织化的表现,为病理科医师、肝脏科医师、消化科医师、感染科医师以及相关领域的研究人员提供了宝贵的有关肝脏标本的诊断和鉴别诊断的思路和方法。

本书从病例入手,通过临床与病理学科的紧密合作,对疑难肝脏病病理特征的细节做出针对性的解释,全面地概括和总结了肝脏病理诊断的各个方面,可以提高病理医师肝脏活检诊断水平,深化临床医生对肝脏病理的认识。

编者名单

主　编

胡锡琪

副主编

张文宏　朱虹光　张继明　唐　峰

编写秘书

郑建铭　艾静文

图文制作

艾静文

编写者

（按姓氏拼音排序）

鲍素霞　陈明泉　陈圣森　江英骙　李　菁　李　宁
李　谦　刘其会　刘倩倩　毛日成　钱奕亦　王旭阳
杨清銮　杨思思　应　悦　鱼康康　喻一奇　张冰琰
　　　　张昊澄　赵华真　周　昳　朱逸敏

序

在一次全国性的感染病会议中，我聆听了胡锡琪教授关于肝脏病理的学术报告。这些图文并茂的资料均源于胡锡琪教授近60年的临床工作中所收集的典型、有趣或疑难的肝脏病理。千余人的会场上鸦雀无声，参会者个个听得入迷，使我深受感动，于是我提议胡锡琪教授将其数十年收集的珍贵材料整理成册付梓，让更多的医学工作者能够从中获益。胡教授邀我写序，我欣然地接受了。尽管我非肝脏病理方面的专家，但能有幸向广大读者推荐此书，也实为一件令人愉快的事。

疑难肝病的确诊离不开临床医生丰富的诊治经验，但更不可或缺的是病理医生的精准判断。病理至今仍是临床，特别是疑难肝病诊治的金标准。肝脏病理对于临床医生认识不同疾病尤为重要。知其然，更要知其所以然，一个合格的肝病医生，不仅需要熟知某个疾病的临床表现和疾病进程，更需要掌握这个疾病的病理生理变化。只有当临床医生将基础知识和临床表现牢牢掌握并将它们紧密地联系在一起，才能更好地理解疾病的病理生理过程，此乃真正掌握这些疾病的关键。据我了解，目前多地肝病科室也有设立了肝脏病理诊断的部分，此书内许多罕见的典型病理表现无疑是重要的参考资料。

胡锡琪教授是著名肝脏病理学家，数十年间收集了来自全国的疑难病例，包含中华人民共和国成立后一度流行的肝脏血吸虫病、急性肝炎等疾病，也囊括了自身免疫性肝病、代谢障碍性肝病、重症肝病、药物性肝病等在近十年来越来越受到重视的疾病，反映了数十年间肝脏疾病谱的动态变化与发展。能够使读者从肝脏病理入手，深度学习临床疑难肝病病理表现和变化，从全新的视角深刻理解肝脏疾病的临床发展及转归，无疑将起到重要的引领作用。

翁心华

2018年元月

前　言

　　本书的编写源于德高望重的翁心华教授在学术会议后的提议。本书以复旦大学附属华山医院病理科 2014 年以来连续 3 年举办"肝脏疾病临床病理新进展学习班（国家继续教学项目）"的讲义为蓝本，四易其稿，从数千个疑难肝病病例中精选而成。本书是一本简明肝脏病理图谱，所选图片是用常规的染色方法（所有病理科都能做）显示的各种肝病的基本病理图像，将枯燥艰涩的病理形态与临床密切结合，简明扼要，一看就懂，起到看图识"病"的效果。本书以如何解读一份肝活检病理标本为开篇，随后是肝病病例精选，包括胆汁淤积等 10 个专题。读者对象是感染科、消化科、肝病科和肝外科的临床医师，以及对肝病有兴趣的病理科医师。通过图解肝病，拓宽临床医师对疑难肝病的诊断与鉴别诊断思路，也使病理医师认识临床资料对病理诊断的重要性。

　　感谢全国各地（尤其是华东地区）各医院感染科、消化科、肝病科和肝外科医生寄来会诊片，使本肝脏疾病谱因突破地域性局限而丰富多彩。

　　感谢复旦大学附属华山医院感染科各级医师大力支持，参与编写临床点评与讨论。特别感谢艾静文医师，本书四次易稿，艾医师对文字和图片反复修改、重新编排，付出了大量精力，使书稿质量得到极大的提高。

　　感谢复旦大学基础医学院病理学系、复旦大学附属华山医院病理科给作者提供良好的工作环境，感谢各位同仁的大力支持，使作者能长期潜心于肝脏病理研究和诊断。

　　谨以本书献给上海医学院建院 90 周年。

胡锡琪

2017.08

目 录

第一章

总　论

这是一本疑难肝脏疾病的病理学图谱，以通过大体和微体图像，破解肝病，给临床诊断治疗提供病理依据。本图谱关键是图，每个病例图前有悬念，所以临床提供的病史十分重要，必要时亲自询问病史，从中找出病理诊断的线索。每个病例图中有玄机，相似的病理变化有不同的诊断，因此鉴别诊断十分重要，不能一叶遮目。对一个肝脏病理专科医师，应做到多读书，阅读临床肝脏病学和肝脏病理学专著以丰富肝病知识，阅读国内外肝脏病专科杂志以更新肝病知识。同时应做到多读片，在脑海里形成肝病图库，呼之欲出。每例图后有感悟。很多疑难肝病，通过临床病理讨论，可以豁然开朗，原来如此，举一反三，积累经验，不断进步。

肝穿刺活组织检查标本处理原则

肉眼观察

肝穿标本虽细小，但仍应仔细地肉眼观察和记录，一些细微变化可能为某些特殊肝病提供线索。

（1）标本的外形　满意的肝穿标本呈圆柱状，表面平整光滑（图1-1-1）。慢性肝炎肝纤维化标本表面粗糙呈颗粒状（图1-1-2），这是由于门管区纤维增生，离体时收缩引起（图1-1-3）。肝硬化的穿刺标本常呈不规则米粒至粟米大小碎块（图1-1-4），这是由于穿刺针通过多个假小叶，吸取的肝组织被假小叶间的纤维间隔切割所致（图1-1-5A～D分别为HE、Reti、Masson和CK19染色）。

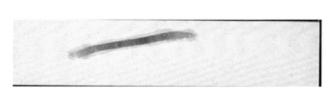

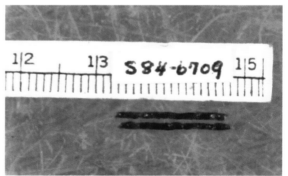

图1-1-1　肝穿刺标本

图1-1-2　慢性肝炎肝纤维化标本

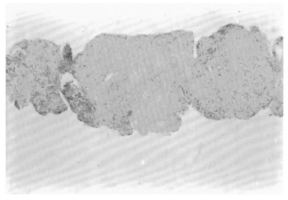

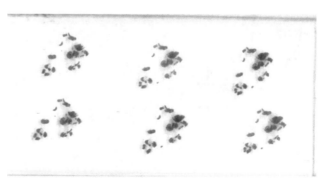

图1-1-3　慢性肝炎肝纤维化标本

图1-1-4　肝硬化穿刺标本

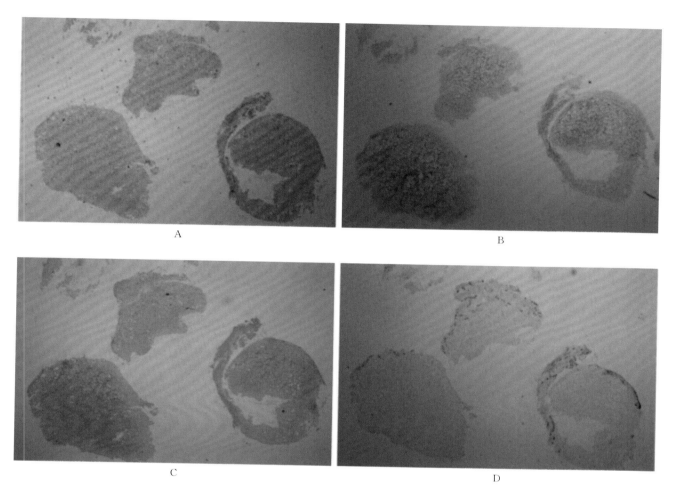

A

B

C

D

图 1-1-5 肝硬化穿刺标本

（2）**标本的色泽** 临床因黄疸待查行肝穿刺，获取标本呈铁锈红色，这是血色病（haemochromatosis）的特征性颜色。镜下见肝细胞弥漫性铁锈色粗颗粒，Perls blue 染色显示铁反应强阳性（图 1-1-6A、B）。标本色泽苍白（图 1-1-7），漂浮在固定液中是脂肪肝的特征。肝组织呈绿色（图 1-1-8）提示胆汁淤积。某次学术会议互动时间，有医生提问外科手术时发现整个肝脏呈均一的黑色，这是什么肝病？笔者即席回答是 Dubin-Johnson 综合征，肝细胞内大量类黑色素颗粒致使肝组织呈极其特殊性炭黑色（图 1-1-9）。

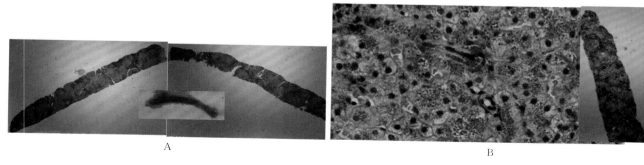

A

B

图 1-1-6 血色病特征性表现

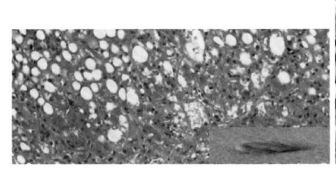

图 1 - 1 - 7 脂肪肝特征性表现

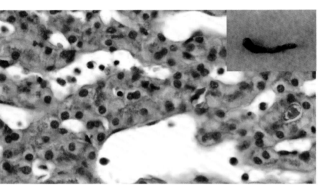

图 1 - 1 - 8 胆汁淤积特征性表现

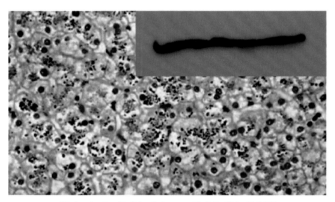

图 1 - 1 - 9 Dubin-Johnson 综合征特征性表现

染 色

（1）HE 染 色 是病理诊断的最基本染色，图 1 - 1 - 10A 显示正常肝组织，门管区和肝表面纤维包膜。图 1 - 1 - 10B 显示慢性肝炎伴界面性肝炎和桥接坏死。

除常规 HE 染色外，必须包括以下几种特殊染色。

（2）网状纤维染色（Reti 染色） 有助于显示肝组织结构改变，以及纤维间隔内是否含有网状纤维，判断纤维间隔是否为肝细胞坏死后原有网状支架塌陷后纤维化。图 1 - 1 - 11A 显示肝包膜不含网状纤维，正常肝组织网状支架结构完好。图 1 - 1 - 11B 显示慢性肝炎桥接坏死区网状支架塌陷。

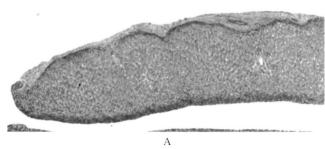

A

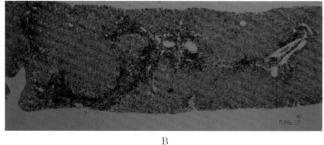

B

图 1 - 1 - 10 HE 染色

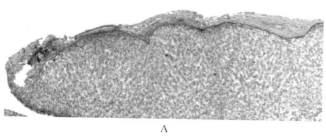

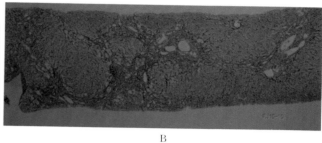

图 1-1-11 Reti 染色

（3）Masson 三色染色 有助于识别门管区定位和确认纤维化程度。图 1-1-12A 显示肝包膜为胶原纤维，正常肝组织小叶内无胶原纤维。图 1-1-12B 显示慢性肝炎桥接坏死区广泛纤维化。

（4）Rhodanine 铜染 用于了解肝组织中铜沉着情况，图 1-1-13A、B 显示肝硬化组织内蓝黑色铜颗粒沉着。

（5）普鲁士蓝铁染色（Perls blue 染色） 用以帮助鉴别肝组织中沉积的棕黄色颗粒的性质（图 1-1-14A）。图 1-1-14B 显示色素呈普鲁士蓝色，表明为铁沉着。

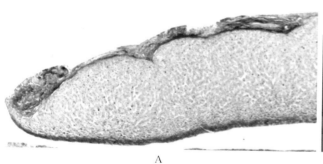

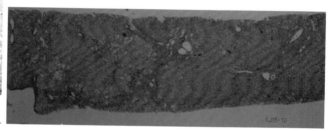

图 1-1-12 Masson 三色染色

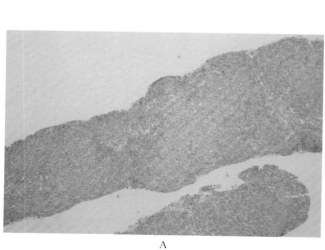

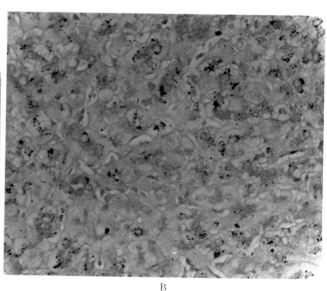

图 1-1-13 Rhodanine 铜染

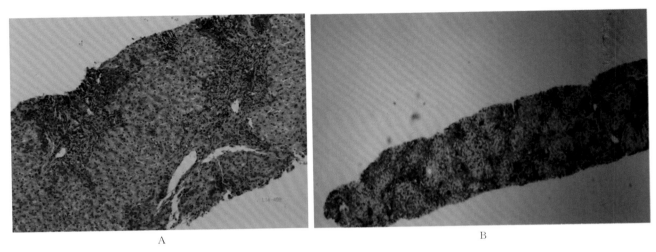

A

B

图 1 - 1 - 14 Perls blue 染色

（6）糖原染色(PAS／D-PAS)　正常肝细胞内含丰富的糖原。PAS染色显示肝细胞内糖原(图1-1-15A)。当临床怀疑患儿糖原贮积症时,肝穿刺标本最好用100％乙醇溶液固定,以使肝细胞内糖原不被制片过程中丢失。消化后糖原染色(D-PAS)显示部分肝细胞内不被消失的异常糖原凝聚块(图1-1-15B),这是糖原贮积症的特征。图1-1-15C显示糖原贮积症肝细胞大胞质空如洗。

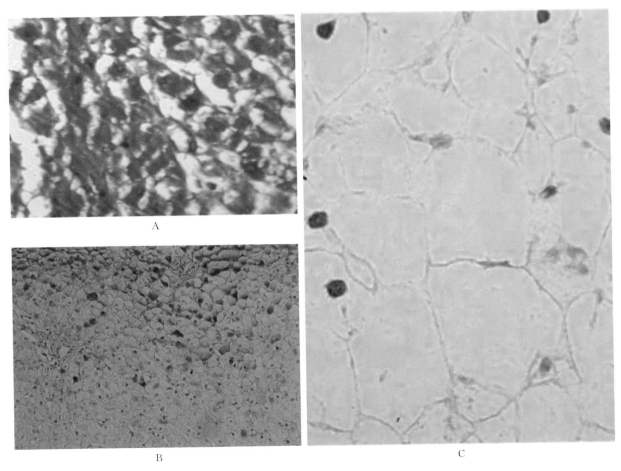

A

B

C

图 1 - 1 - 15 糖原染色

（7）乙肝标志物免疫酶标记染色　HBsAg 染色显示肝细胞质内表达 HBsAg（图 1－1－16A）。HBcAg 染色显示肝细胞核内表达 HBcAg（图 1－1－16B）。

（8）免疫酶标记（CK7&19）染色　主要用于显示门管区小胆管，也有助判断新鲜或陈旧桥样亚大块肝坏死。图 1－1－17A 为新鲜桥样坏死；图 1－1－17B 显示坏死区 CK19 染色提示小胆管增生活跃；图 1－1－17C 为陈旧性桥样坏死；图 1－1－17D 为纤维间隔内 CK19 染色显示少量小胆管。

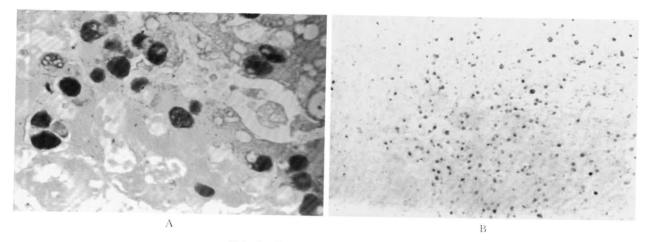

A

B

图 1－1－16　乙肝标志物免疫酶标记染色

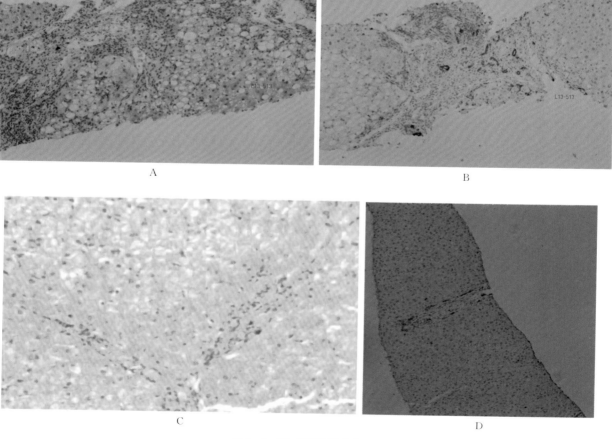

A

B

C

D

图 1－1－17　CK7&19 染色

肝活检组织病理学诊断是"金标准"吗

自 1883 年 Dr. Paul Ehrlich 首创肝穿刺活组织检查(以下简称肝活检)以来,临床一直把肝活检病理诊断作为金标准(最终诊断),这是临床对病理的信任,也是对病理医师的严要求,因此这就要求从事肝脏病理诊断的医师不断提高业务水平,更好地为临床服务。

肝活检组织病理学诊断能否作为"金标准"取决于以下几方面。

样本的误差

1 份肝活检标本仅占肝脏 1/100,000～1/50,000,因此难免存在样本误差。

为避免样本误差建议使用 16G 穿刺针,样本长度≥15 mm,即显微镜下显示 10 个以上小叶范围和至少 6 个以上门管区组织病理学才能做出较为正确的诊断和评估。据不完全统计及胡锡琪教授与法国肝脏病理学家 Dr. Bedossa 讨论(图 1-1-18A),标本长度 15 mm,确诊率约为 85%;标本长度 20 mm,确诊率约为 90%;标本长度 25 mm,确诊率约为 95%;标本长度>25 mm(图 1-1-18B),几乎无样本误差。

(1) 图 1-1-19A 为 CH-G2S1,而图 1-1-19B 为典型 CH-G3S4 early。同一份标本的炎症程度和纤维化分级差别显著,表明尽管慢性肝炎肝纤维化是肝脏弥漫性病变,但其病变程度的分布并不均匀。

(2) 肝硬化病例行肝活检,有时穿刺针恰好穿过一个大结节(图 1-1-20A 箭头所示处),所获取的肝组织很可能为正常肝组织(图 1-1-20B),此时应以临床诊断为准。

(3) 本例临床诊断为亚急性重症肝炎,第一次肝活检病理诊断为 CH-G2S1(图 1-1-21A),临床不认可病理诊断,感染科医师观看超声图像,左肝叶明显萎缩,而行二次肝左叶穿刺(图 1-1-21B)显示肝组织亚大块肝坏死(HE 染色,上图),网状支架广泛塌陷(Reti 染色,中图),尚未纤维化(Masson 染色,下图),符合临床亚急性重症肝炎。

(4) 连续切片可暴露标本各个层面的病变,尤其是间隔连续切片,建议每张玻片上放置≥6 张切片有助于慢性肝炎肝纤维化的诊断和评估:玻片上(图 1-1-22)载 20 余张组织切片(图 1-1-22A),左侧 5 张切片显示 CH-G1(图 1-1-22B),而其他切片显示 CH-G3(图 1-1-22C),两者炎症相差 2 级,治疗方针完全不同。

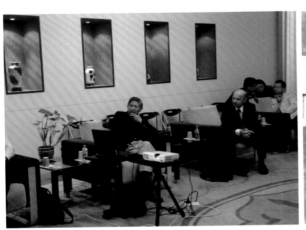

A

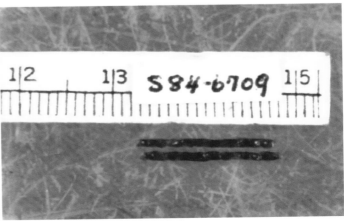

B

图 1-1-18 标准肝穿刺长度

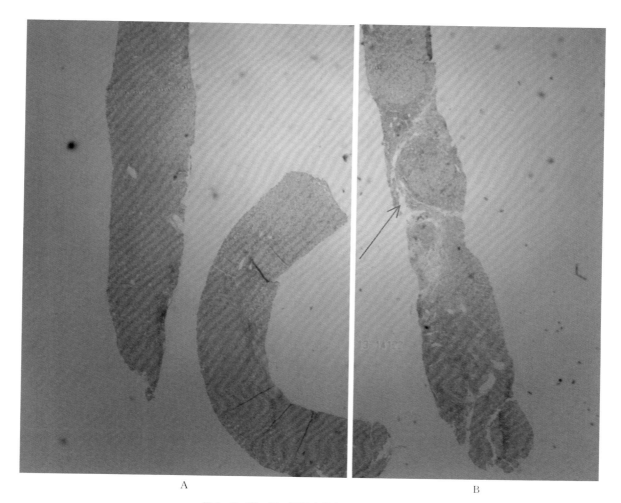

A

B

图 1-1-19 同一份标本的病变程度分布不均

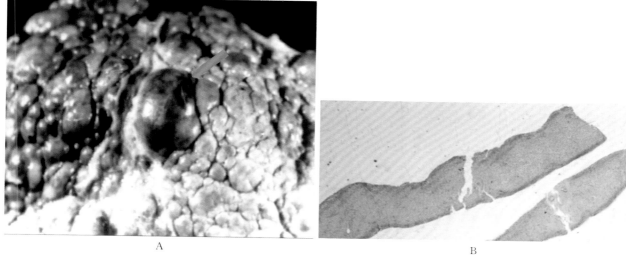

A

B

图 1-1-20 肝活检标本

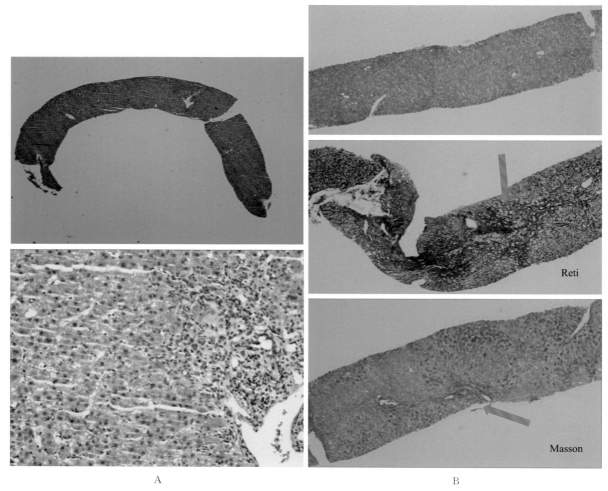

A B

图 1 - 1 - 21　重症肝炎

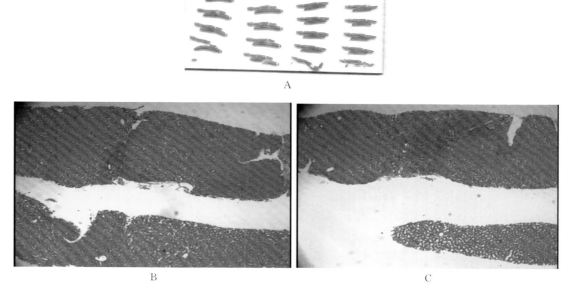

A

B C

图 1 - 1 - 22　肝脏连续切片

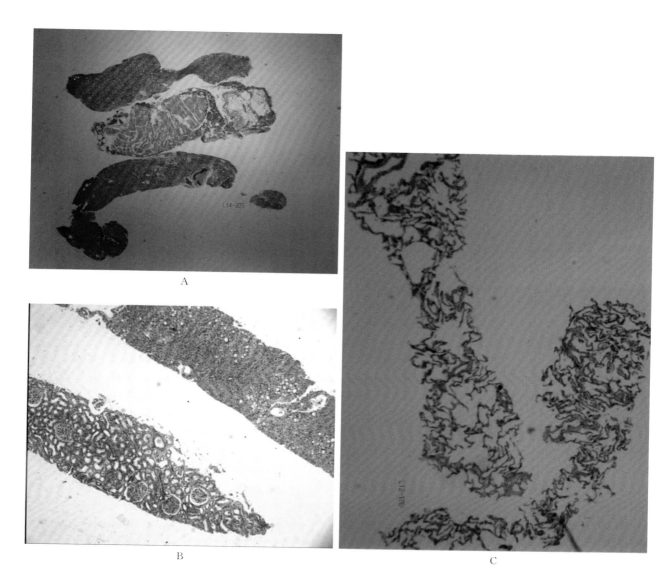

图 1 - 1 - 23 肝穿刺失败

（5）穿刺失败，穿刺针没有抵达肝脏，病理显示获取纤维结缔组织（图 1 - 1 - 23A）、肾组织（图 1 - 1 - 23B）、肺组织（图 1 - 1 - 23C）等。

肝脏病理诊断医师

肝脏病理学是一门亚专科，从事肝脏病理诊断医师不仅要有一般病理专业基础，而且还应具有肝脏病理学的背景，应去肝脏病理中心进修和阅读各种肝脏病理学专著，订阅肝病杂志，以丰富肝病知识，提高诊断水平。

笔者推崇 2 本图文并茂的肝脏病理专著：英国肝脏病理学家 Dr. Scheuer 主编的 *Scheuer's Liver Biopsy Interpretation* 和美国 AFIP 肝脏病理学家 Dr. Ishak 主编的 *Atlas of Tumor Pathology： Tumors of the Liver and Intrahepatic Bile Ducts*。

病理与临床联系

当病理诊断与临床不符时，要及时与临床沟通。建立病理与临床互动机制，有利于提高病理诊断的准确性。复旦大学上海医学院病理学系与各附属医院消化科和感染科坚持 30 多年每月举行 1 次临床病理读片会（2016 年上海交通大学医学院附属瑞金医院也加入），以解决疑难病例的诊断，使病理医师及时更新肝病的临床知识，也有助于提高临床医师肝脏病理学素质，临床与病理有共同语言，使肝活检病理诊断成为临床医师心目中的金标准。

第二章

胆汁淤积性肝病病例

胆汁淤积是肝病的永恒主题,临床往往因胆汁淤积原因待查而行肝活检。

第一节　新生儿胆汁淤积

婴幼儿肝病的特殊性往往因黄疸引起父母注意,即黄疸为第一主诉。

新生儿巨细胞性肝炎

- **临床资料**

新生儿黄疸,临床检查胆道通畅。肝活检标本呈墨绿色(图2-1-1A)。外院病理诊断为婴儿肝炎综合征。对症治疗,退黄效果不佳,会诊要求明确胆汁淤积原因。

- **病理特点**

复查切片显示肝细胞广泛多核巨肝细胞转化(图2-1-1B)伴肝细胞内胆汁淤积及毛细胆管扩张胆栓形成,小叶内散在点状坏死、门管区中度炎症。Reti染色显示门管区纤维呈星芒状增生伴纤维间隔形成(图2-1-1C)。

- **会诊病理诊断**

新生儿(巨细胞性)肝炎[neonatal (giant cell) hepatitis, NGCH]。

- **病理解读**

NGCH是新生儿期间由于乙型肝炎病毒(HBV)、巨细胞病毒感染,或代谢异常,α_1-抗胰蛋白酶缺乏症,半乳糖血症,以及胆汁酸合成障碍引起。几乎所有肝细胞全部多核巨肝细胞转化,伴门管区星芒状纤维化是新生儿(巨细胞)肝炎的特征性病理改变,也是与婴儿肝炎综合征鉴别要点(图2-1-1D)。婴幼儿(尤其是新生儿)肝脏受损第一个反应是肝细胞呈广泛多核巨肝细胞转化。当疾病趋向恢复时,多核巨肝细胞的胞质分离成多个甚至几十个肝细胞,修复病变区域。这是新生儿肝再生活跃的一种表现。所以,婴幼儿的肝损伤较易恢复。NGCH黄疸持续时间长,往往是其他遗传性肝病和不明原因肝硬化的前奏,临床医生应密切随访。

- **临床点评与讨论**

新生儿巨细胞性肝炎是指在新生儿期发生,其中一个重要原因是由人巨细胞病毒(cytomegalovirus, CMV)引起的肝脏疾病。

CMV也是人类病毒性肝炎的病原之一。婴幼儿获得CMV感染主要来自:①母婴传播,包括先天感染和围生期感染两类,前者指母体内的病毒经胎盘传给胎儿,致使新生儿出生后2周内,于其血液和尿液中查到CMV。围生期感染者为新生儿娩出时,经产道感染,或生后不久摄入带病毒的母乳而获得,其依据为婴儿于生后 3、12 周内找到体内 CMV 存在证据。②水平传播，包括接触传播和医源性传播两类。前者为与带病毒者长期密切接触引起，可发生于家庭内，也可见于集体儿童机构中。后者是指通过输注带病毒的血液或血制品，也可通过接受带病毒的移植器官而感染。

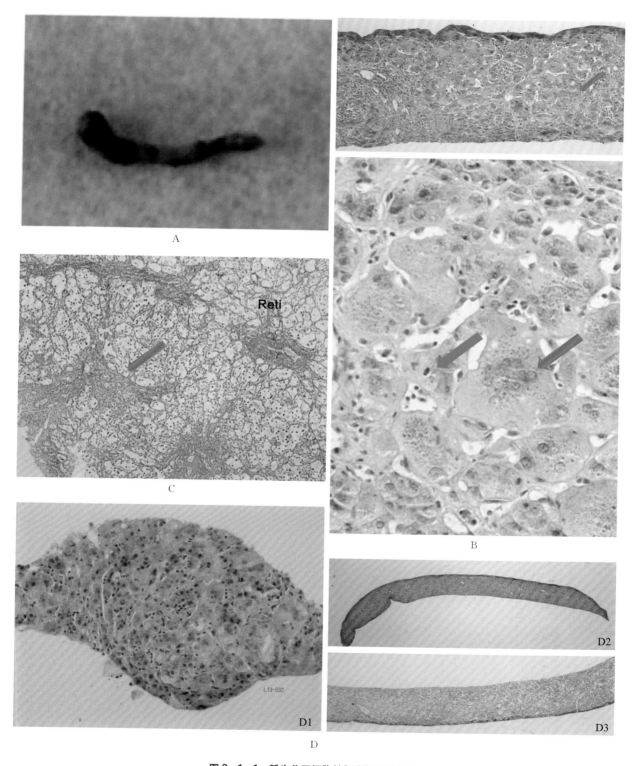

图 2-1-1　新生儿巨细胞性肝炎肝穿刺标本

注：D. 婴儿肝炎综合征；D3. Reti 染色无纤维增生

新生儿期感染,无论是先天性感染、围生期感染,均可表现为婴儿肝炎综合征,即患儿出现黄疸、肝脏肿大和质地变坚硬、血清转氨酶值增高,可伴有纳差、精神差、腹泻等症状。然而 CMV 引起的肝炎与甲型肝炎病毒、乙型肝炎病毒和丙型肝炎病毒引起的婴儿黄疸型肝炎,在临床表现上有 3 点显然不同:①CMV 性肝炎常伴有脾脏同时受累而肿大,其他病毒性肝炎少见;②在先天感染和围生期感染的 CMV 性肝炎中可有肝外损害,而其他病毒性肝炎则较少见;③CMV 感染,除肝细胞受损外,往往同时侵及肝内毛细胆管细胞,有时胆管上皮病变较肝细胞更为严重,致使肝内胆汁淤积,患儿黄疸较深,粪便颜色很淡。若 NGCH 患儿为先天感染者,会遗留有生长发育障碍和神经系统损害。CMV 性肝炎的诊断与其他病毒性肝炎的诊断相似。患者血清中检测到 CMV DNA,抗 CMV‑IgG 呈＞4 倍增高,抗 CMV‑IgM 阳性,周围血白细胞中查到 CMV 早期抗原或尿液中查得 CMV 存在等,均可作为病原学诊断依据。然而最可靠的方法是在肝组织中找到 CMV。

目前国内外公认更昔洛韦治疗 CMV 感染疗效较好。CMV 肝炎尚无特异治疗方法,主要是进行退黄、护肝、降酶等对症处理。

本例患儿出现新生儿黄疸,但胆道通畅,肝组织病理见星网状纤维化,支持诊断。NGCH 黄疸持续时间长,往往是其他遗传性肝病和不明原因肝硬化的前奏,临床医生应密切随访。

Alagille 综合征

• 临床资料 •

婴儿 6 个月大,出生后黄疸持续不退,临床除外胆道闭锁。

• 病理特点 •

肝活检标本显示肝小叶结构完好(图 2‑1‑2A),肝细胞内胆汁淤积伴胆栓形成(图 2‑1‑2B),门管区几无小胆管(图 2‑1‑2C),图 2‑1‑2D 为正常胆管对照。CK7、19 染色均未显示门管区小胆管和肝胆管中间型细胞(intermediate hepatobiliary cells),(图 2‑1‑2E、F)为对照。

• 会诊病理诊断 •

肝内胆管稀少症(paucity of intrahepatic bile duct)。请临床医生注意除外 Alagille 综合征。临床医生反馈:患儿呈典型 Alagille 综合征面容和骨骼改变。

• 病理解读 •

本例诊断要点是肝内胆汁淤积的背景下门管区胆管缺如。除外药物性肝损伤(DILI)后,首先考虑 Alagille 综合征。

• 临床点评与讨论 •

胆管稀少是指门管区的叶间胆管无或明显减少,正常每个门管区有 0.9～1.8 个叶间胆管,而胆管稀少(bile duct paucity)则＜0.5 个。胆管稀少可以是先天性缺如,或未能形成或胆汁流少使胆管萎缩,或由于免疫、病毒感染或缺血引起。

Alagille 综合征是一种以胆汁淤积为特点的肝内胆管稀少伴有其他先天畸形的综合征,其肝外胆管通常畅通但发育低下,该疾病病因是 *JAG*1 或 *Notch*2 基因缺失,包括整基因缺失、蛋白截短、剪接和错义突变。病变缺陷可能位于第 20 号染色体短臂。

新生儿有持续性黄疸及肝大,4～6 月龄时有严重瘙痒,额宽下巴尖呈三角形脸,两眼深邃、间距宽,鼻细长、鼻尖扁平,有椎弓畸形、角膜胚胎环、视网膜色素沉着,90% 可有肺动脉狭窄,或伴法洛四联症,发育迟缓身材矮,予胰岛素样生长因子‑1(IGF‑1)后无反应,常有肾小管酸中毒,卟啉异常。85% 可存活至 10 岁,与肝、心脏畸形严重程度有关,仅 10%～20% 会发展至肝硬化而需肝移植。

血清碱性磷酸酶(ALP)、谷氨酰转移酶(GGT)及胆酸增高,胆固醇可高达 10 g/L 以上伴皮肤黄染,有高锰血症,MR 示苍白球呈对称性高信号。

Alagille 综合征的诊断主要依据包括:①肝脏组织学检查发现小叶间胆管减少;②在 5 大临床特征(包括慢性胆汁淤积症、心脏疾病、骨骼异常、眼睛异常和特征性面部异常)中至少存在 3 项;③其他系统表现少见,主要侵犯肾脏和神经血管系统。

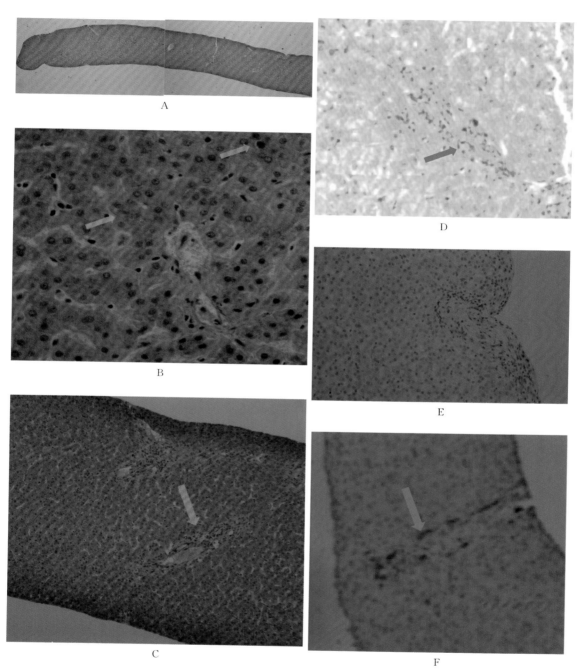

图 2 - 1 - 2 婴儿 Alagille 综合征肝穿刺标本

治疗上可用熊去氧胆酸,开始剂量为 15~20 mg/(kg·d),以后逐步增大至 30~45 mg/(kg·d),可用考来烯胺、利福平及舍曲林止痒。

本例患儿 6 个月大,出生后黄疸持续不退,肝活检标本病理示门管区胆管缺如,病例诊断为肝内胆管稀少症(bile duct paucity in liver),临床医生反馈患儿呈典型 Alagille 综合征面容和骨骼改变。

进行性家族性(复发性)胆汁淤积

• 临床资料 •

婴儿6个月大,出生后黄疸,反复多次发作,黄疸原因待查,肝活检。

• 病理特点 •

肝穿刺标本:慢性肝炎背景上(图2-1-3A),肝细胞弥漫性胆汁淤积(图2-1-3B),以扩张含胆栓的毛细胆管为中心,肝细胞呈腺管状排列(图2-1-3A)。Reti染色或Masson染色显示门管区纤维增生伴纤维间隔形成(图2-1-3C,图2-1-3D)。

• 病理诊断 •

CH-G2S2伴肝内重度胆汁淤积。备注:本例HBV、HCV(一),出生后反复黄疸,高度疑似进行性家族性(复发性)胆汁淤积(progressive familiar intrahepatic cholestasis,PFIC)。

3年后患儿因门脉高压行第2次肝活检,肝穿刺标本:肝小叶结构破坏,代之以假小叶形成,纤维间隔内界面肝炎形成,慢性肝炎肝硬化,活动性CH-G3S4(图2-1-3E),肝内胆汁淤积依旧(图2-1-3F),网染显示假小叶形成(图2-1-3G)。

• 最终病理诊断 •

本例高度疑为PFIC。临床反馈患儿ATP8B1基因突变,符合PFIC诊断。

• 病理解读 •

本例患儿病史十分重要,出生后反复黄疸,肝活检显示慢性肝炎背景上肝内重度淤胆,并进行性发展为肝硬化,最后确诊是发现ATP8B1基因突变,因此为1型PFIC。

• 临床点评与讨论 •

PFIC是一组常染色体隐性遗传性疾病。PFIC包括3种类型:1型PFIC主要是ATP8B1基因突变所致;2型PFIC主要是ABCB11基因突变所致;3型PFIC由ABCB4基因突变引起。

患儿常在出生后6个月内起病,临床表现为持续胆汁淤积伴肝大、严重瘙痒、发育低下和听力缺失,出现胰腺功能不全及脂溶性维生素缺乏,75%患儿可出现鼻出血而无凝血障碍或血小板减少,30%~40%有胆囊结石。大多数患者在12岁前进展至终末期肝病,最后多死于肝衰竭、肝细胞癌或肝移植并发症。

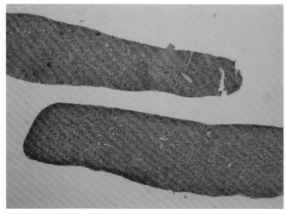
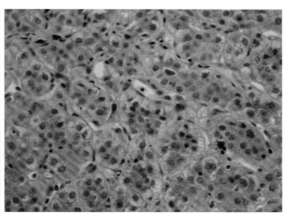

A   B

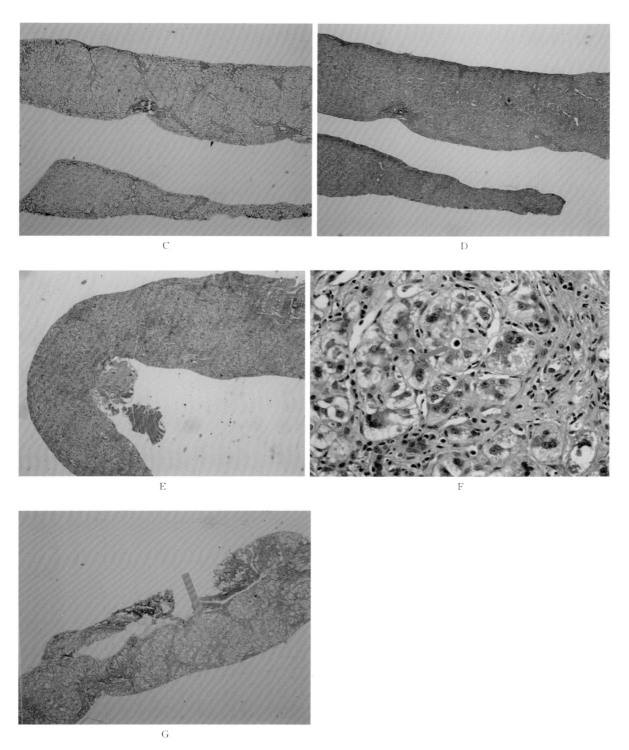

图 2-1-3 婴儿 PFIC 肝穿刺标本

诊断 PFIC 时病史十分重要，出生后反复黄疸，肝活检显示慢性肝炎背景上肝内重度淤胆，HBV（—）、HCV（—），并进行性发展为肝硬化，临床医生应高度怀疑 PFIC，若检测到相应相关基因突变，可确诊 PFIC。

良性复发性肝内胆汁淤积

• **临床资料** •

患儿,5 岁,黄疸原因待查入院。

• **病理特点** •

肝穿标本呈典型肝内胆汁淤积(图 2 - 1 - 4A),

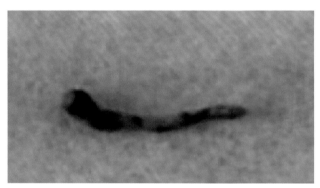

A

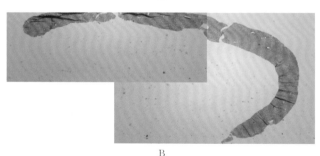

B

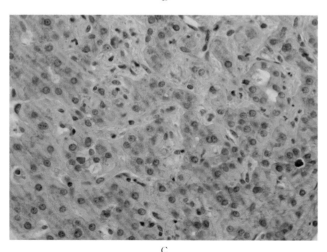

C

图 2 - 1 - 4 儿童 BRIC 肝穿刺标本

镜下与 PFIC 的差别在于无慢性肝炎的背景(图 2 - 1 - 4B,图 2 - 1 - 4C)。患儿出生即黄疸,治疗后消退,3 年来黄疸多次复发。

• **会诊病理诊断** •

良性复发性肝内胆汁淤积(benign recurrence intrahepatic cholestasis,BRIC)。

• **病理解读** •

病史是确诊 BRIC 的关键。

• **临床点评与讨论** •

良性复发性肝内胆汁淤积(benign recurrent intrahepatic cholestasis,BRIC)是一类以反复发作的自限性严重瘙痒症和黄疸为特征的胆汁淤积性肝病,为常染色体隐性疾病,超过 50% 的患者伴胆汁淤积家族史,缺损基因位于第 18 号染色体长臂上。

患者一般不会发生进行性肝损伤和肝硬化。发作持续时间及次数个体差异较大,每次发作持续时间为 2 周至 18 个月,平均 3 个月,患者一生中发作次数甚至可超过 30 次。发作间期为无症状期,时限可低至 1 个月,高至 33 年。

诊断标准为:①持续数月至数年的无症状间隔黄疸至少发作 2 次;②实验室指标符合肝内胆汁淤积;③GGT 水平正常或仅轻微升高;④继发于胆汁淤积后严重的瘙痒症;⑤肝组织病理学证实小叶中心性胆汁淤积;⑥胆管造影术显示肝内或肝外胆管正常;⑦没有已知的其他导致胆汁淤积的因素(如药物和妊娠等)。其关键要求是至少 6 个月的无症状间隔性多次黄疸发作,且无药物或毒性物质接触史或胆管疾病等诱因。

由于 BRIC 的病因不明,目前尚没有预防和限制发作病程的特异性治疗。治疗的关键是缓解症状直至瘙痒症和其他症状自然消退。治疗上可用熊去氧胆酸,可用考来烯胺及利福平止痒,严重瘙痒可考虑紫外线治疗和血浆置换。

Rey 综 合 征

• **临床资料** •

患儿因发热、黄疸原因待查入院。入院前外院肝活检诊断为婴儿肝炎综合征,会诊要求明确黄疸原因。

• **病理特点** •

复查切片显示肝细胞内胆汁淤积伴毛细胆管扩张胆栓形成(图 2-1-5A)。肝细胞内无数张力型小空泡(图 2-1-5B),尤其是在肝细胞膜下。

• **病理诊断** •

Rey 综合征。

• **病理解读** •

这种临床急性起病,病理以微泡性肝脂肪变性伴重度肝内胆汁淤积是 Rey 综合征的特征。病理报告备注请临床医生注意发病过程中有否惊厥、血氨升高及服用含水杨酸制剂。临床医生反馈患者曾发生惊厥,血氨明显升高及患者发热时服用含水杨酸制剂退热片。至此,本例临床和病理均为典型 Rey 综合征。

• **临床点评与讨论** •

Rey 综合征即脑病内脏脂肪变性综合征,又称瑞氏综合征。典型的患儿在上呼吸道炎或者轻微胃肠道症状后 2～14 天出现呕吐及精神系统症状,肝脏进行性增大,但很少发生黄疸。神经系统症状重者有抽搐昏迷及去大脑强直状态。实验室检查主要有肝功能异常、血氨升高、脑脊液压力升高、脑电图异常等,其中血氨升高常先于中枢神经系统症状明显出现以前,病情好转时恢复快。

到目前为止,Rey 综合征的病因及发病机制尚不十分明确,一般认为与下列因素有关:①病毒感染:观察到多种病毒感染与其发病有关,国外特别强调乙型流感病毒感染和水痘与 Rey 综合征的关系。②水杨酸盐:以往证实阿司匹林等水杨酸剂不仅应用在上述各种感染时易致 Rey 综合征,用于其他疾病时也可诱发 Rey 综合征。③遗传倾向:该病有家

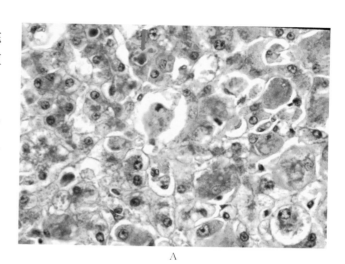

A

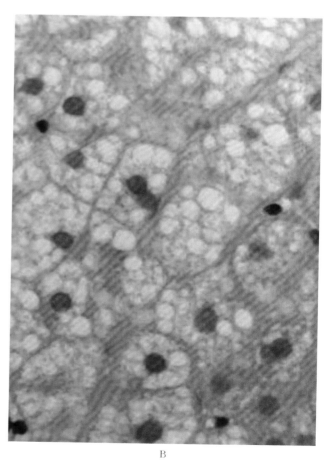

B

图 2-1-5 儿童 Rey 综合征肝穿刺标本

族聚集性小儿发病，并可发生于孪生子及表亲结婚的子代。

因为诊断标准缺乏特异性，现在仍然只能根据临床、实验室及组织病理学三方面综合诊断。肝活检有重要的确诊价值。

治疗主要是采取综合措施，积极控制脑水肿、降低颅内压、止惊、保肝、纠正代谢紊乱、保证能量供给、加强护理、做好各种对症处理等，尤其是脱水剂的使用对减轻中枢性呼吸衰竭及脑疝的发生与进展有关键性的作用。后期加用康复治疗，对减轻神经系统后遗症有积极意义。

巨细胞病毒性慢性肝炎肝硬化伴肝内胆汁淤积

• **临床资料** •

婴儿 10 个月大，因黄疸原因待查入院。

• **病理特点与诊断** •

第 1 次肝活检：标本显示肝细胞内胆汁淤积伴多核巨肝细胞转化及小叶内和门管区炎症（图 2 - 1 - 6A）。CMV 染色显示肝细胞膜（图 2 - 1 - 6B）和肝细胞核表达 CMV（图 2 - 1 - 6C），结合临床 HAV～HEV 阴性，患儿 CMV（＋）高滴度，肝细胞表达 CMV。

• **第一次肝活检病理诊断** •

巨细胞病毒性黄疸性肝炎（CMV cholestatic hepatitis）。

第 2 次肝活检（3 年后）：（图 2 - 1 - 6B）显示肝炎肝硬化背景上（图 2 - 1 - 6D、E）仍有大量多核巨肝细胞（图 2 - 1 - 6F），肝细胞膜和细胞核表达 CMV，伴肝内胆汁淤积（图 2 - 1 - 6G）。

• **第二次肝活检病理诊断** •

巨细胞病毒性慢性肝炎肝硬化伴肝内胆汁淤积（CMV - CH - G2S4 with intrahepatic cholestasis）。

• **病理解读** •

本例基本病理变化与患儿肝炎综合征无本质差别，临床查 CMV 高滴度，病理组织学上肝细胞表达 CMV。后经阿昔洛韦抗病毒治疗，3 年后患者因门脉高压行 2 次肝活检（图 2 - 1 - 6B），显示肝炎肝硬化背景上（图 2 - 1 - 6D、E）仍有大量多核巨肝细胞（图 2 - 1 - 6F），肝细胞膜和细胞核表达 CMV，伴肝内胆汁淤积（图 2 - 1 - 6G）。

本例患者通过 2 次连续肝活检，显示 CMV 可引起急性肝炎—慢性肝炎—肝硬化，临床虽然罕见但值得引起重视。

• **临床点评与讨论** •

成人及年龄较大的儿童因机体免疫系统较为完善，感染后往往可自行清除病毒，无临床表现。婴幼儿机体的免疫系统尚未建立完全，所以感染巨细胞病毒后无法自行清除完全，导致多种临床疾病的发生。

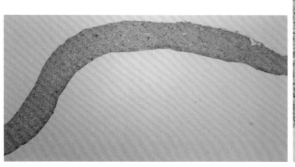
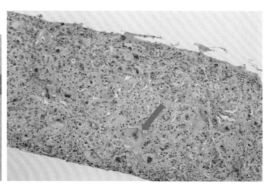

A

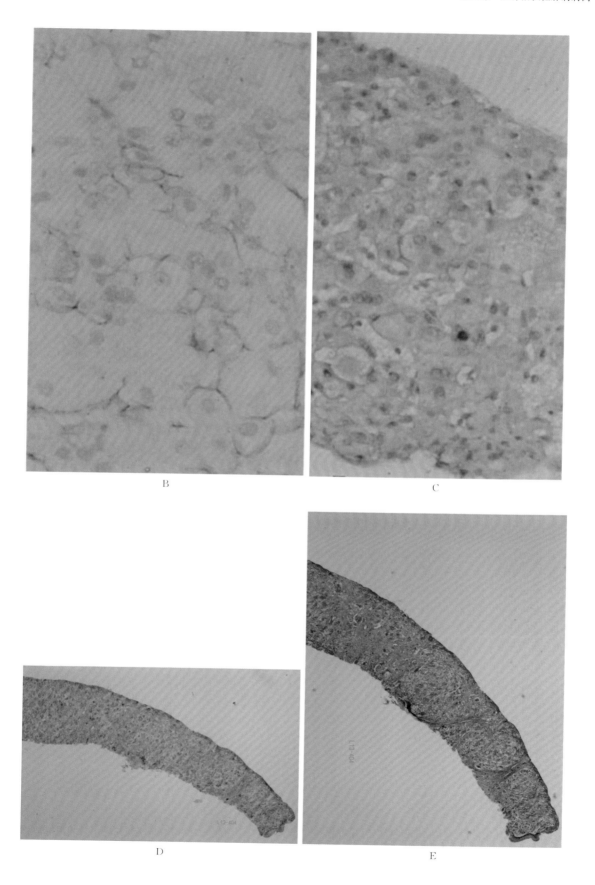

B

C

D

E

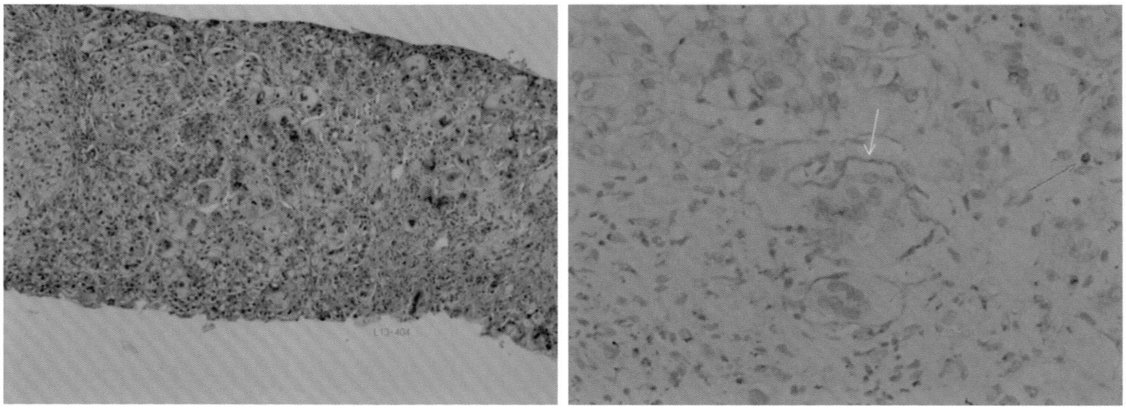

F   G

图 2-1-6　婴儿巨细胞病毒性肝炎肝硬化肝穿刺标本

对婴幼儿而言，巨细胞病毒感染可引起持续性胆汁淤积，表现为皮肤及巩膜黄疸、大便色浅或色白、尿色深黄、肝脏肿大伴质地改变。若胆汁淤积持续不缓解，可导致肝硬化，预后欠佳。故早期诊断和治疗，逆转肝细胞纤维化的进程和阻断胆管炎症，逐步恢复肝脏及胆管功能非常重要。

本例反映了患者从巨细胞病毒性黄疸性肝炎发展为巨细胞病毒性慢性肝炎肝硬化的临床和病理过程。

第二节 与遗传性疾病相关的胆汁淤积

进行性家族性肝内胆汁淤积

• **临床资料** •

女性,47 岁,8 年前因黄疸原因待查,肝活检病理诊断 PBC,后黄疸反复发作。目前因门脉高压行脾切除,肝楔形活检,外院仅描述性诊断。会诊要求明确 PBC 诊断和分期。患者自起病以来 AMA 和 M2 均阴性结果。

• **病理特点** •

复查切片显示慢性肝炎肝硬化的背景上(图 2-2-1A1,图 2-2-1A2),肝细胞内弥漫性胆汁淤积,毛细胆管高度扩张,胆栓形成(图 2-2-1B),门管区未见胆管坏死性肉芽肿(图 2-2-1C),CK19 染色显示纤维间隔内小胆管数量不仅没有减少,反而增生活跃(图 2-2-1D)。与 PBC 终末期胆管稀少,甚至消失明显不相符。询问患者病史,母亲死于黄疸病,4 个姐妹中 3 个自幼黄疸,其中一个妹妹的女儿出生后黄疸持续。

• **会诊病理诊断** •

患者自幼黄疸反复发作,自起病以来 AMA 和 M2 均阴性结果,有黄疸的家族史至此,结合病理切片特点,本例为典型的进行性家族性肝内胆汁淤积(progressive familial intrahepatic cholestasis,PFIC)。

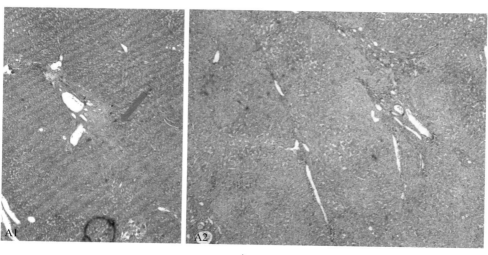

A

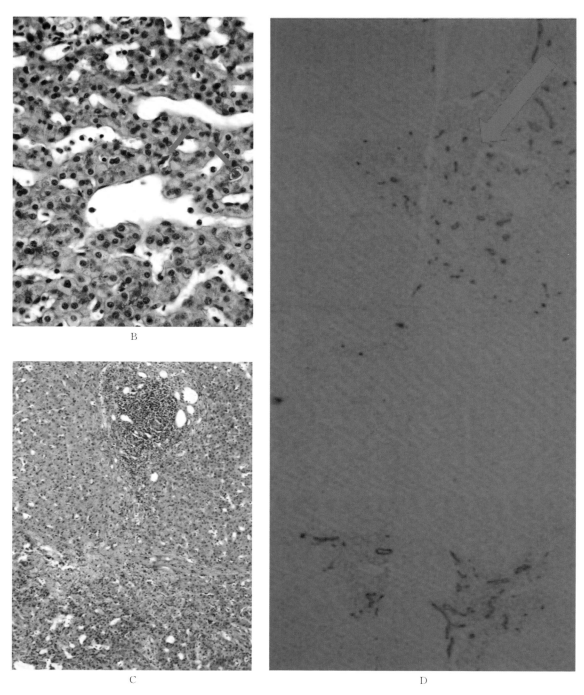

B

C

D

图 2 - 2 - 1 成人 PFIC 肝穿刺标本

• **病理解读** •

　　如果本例为 PBC，应是第 4 期，此时门管区和纤维间隔内胆管十分稀少，甚至缺如，而本例却胆管增生。此外，未见 PBC 特征性水肿样纤维间隔（参见图 6 - 3 - 1）和胆管坏死性肉芽肿，与 PBC 胆汁淤积图像有差别，因此质疑 PBC 诊断。

　　本例自幼黄疸反复发作，临床始终 AMA - M2 阴性，家族中三代人出生后黄疸，明显的家族史是 PFIC 的诊断要点。

• **临床点评与讨论** •

　　本例为一家人三代自幼黄疸，反复发作，为家族进行性典型 PFIC，病史是破解本例的关键！

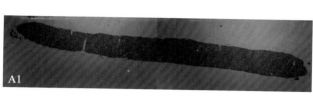
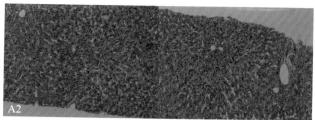

A

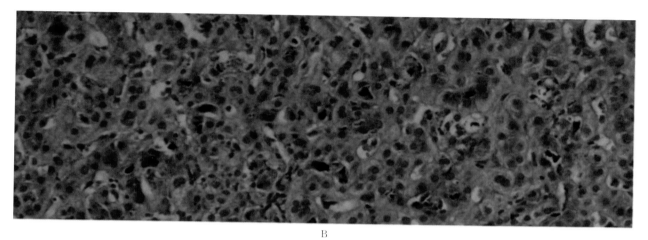

B

图 2-2-2　成人 BRIC 肝穿刺标本

良性复发性肝内胆汁淤积

· **临床资料** ·

男性,25岁,黄疸原因待查,外院肝活检病理诊断为黄疸型慢性肝炎。会诊要求明确黄疸原因。

· **病理特点** ·

复查切片(图2-2-2A1、A2)显示肝小叶结构完好,小叶内未见肝细胞坏死,门管区无炎症反应,无纤维增生;切片(图2-2-2B)显示肝细胞弥漫性胆汁淤积毛细胆管扩张胆栓形成。询问患者,其黄疸反复发作15年,发作前无任何诱因,发作时肝功能无异常,自行缓解。

· **会诊病理诊断** ·

良性复发性肝内胆汁淤积(benign recurrent intrahepatic cholestasis,BRIC)。

· **病理解读** ·

本例诊断关键是反复发作黄疸15年,缓解期黄疸可基本消退,发作时无肝功能异常,病理组织见无炎症背景的重度肝内胆汁淤积。

· **临床点评与讨论** ·

患者自记事以来,反复发作黄疸,来无影去无踪,是BRIC诊断的关键。

本例为成人型BRIC,由于良性复发性肝内胆汁淤积临床上有自发恢复的可能,呈发作期与缓解期相交替,临床转归相对较好。目前暂无特效治疗药物,有小样本量的报道,早期应用熊去氧胆酸可增加胆汁酸分泌,缩短胆汁淤积的时间,降低血清胆红素水平,缩短发作期;利福平可有效改善黄疸及瘙痒症状,但不能改善肝脏受损情况;对骨质疏松患儿应补充钙剂及维生素D、中链脂肪酸、脂溶性维生素;血浆置换与吸附、腹腔镜部分胆汁外分流术可改善患儿黄疸及瘙痒症状。

参 考 文 献

[1] Tai Y, Xie Y, Tang CW. Compound heterozygous mutations of ABCB11 responsible for benign recurrent intrahepatic cholestasis [J]. J Dig Dis, 2015,16:299-302.

[2] Soroka CJ, Boyer JL. Biosynthesis and trafficking of the bile salt export pump, BSEP: Therapeutic implications of BSEP mutations [J]. Mol Aspects Med, 2014,37:3-14.

[3] Luketic VA, Shiffman ML. Benign recurrent intrahepatic cholestasis [J]. Clin Liver Dis, 2004,8:133-149, vii.

Dubin-Johnson 综合征

• **临床资料** •

男性,25岁,黄疸原因待查,肝活检后送病理。

• **病理特点** •

肝穿刺活检标本(图2-2-3A)显示均质炭黑色,切片(图2-2-3B)显示肝细胞内弥漫性类黑色素粗颗粒,未见肝细胞变性和坏死,门管区无炎症反应。

• **病理诊断** •

Dubin-Johnson综合征(DJS)。请临床医生检查是否有高胆红素血症,以直接胆红素升高为主,以进一步确诊。临床医生反馈:本例高胆红素血症以直接胆红素升高为主。DJS确诊无疑。

• **病理解读** •

肝活检标本呈均质炭黑色(病理上曾称之为black liver syndrome)和肝细胞内弥漫类黑色素颗粒是DJS病理组织学特征。

• **临床点评与讨论** •

DJS又称为慢性特发性黄疸,为遗传性结合胆红素增高Ⅰ型,属常染色体隐性遗传性疾病,一家中可有多人发病,病人是Dubin-Johnson综合征致病基因的纯合子,但也有些病人并无家族史,青年人发病居多。

DJS发病机制是毛细胆管上的多特异性有机阴离子转运蛋白(cMOAT)基因(ABCC2/MRP2超家族)缺陷,使转运非胆汁酸有机阴离子的功能丧失,从而导致肝细胞中结合胆红素及其他有机阴离子向毛细胆管排泄障碍,引起血清结合胆红素升高,多为1066密码子突变所致,但近年来有学者报道$R768W$突变、$W709R$基因错义及$R1310X$无意义突变,共同引起的杂合性突变均可导致$MRP2$成熟障碍及功能丧失。其临床表现缺乏特异性,可表现为高胆红素

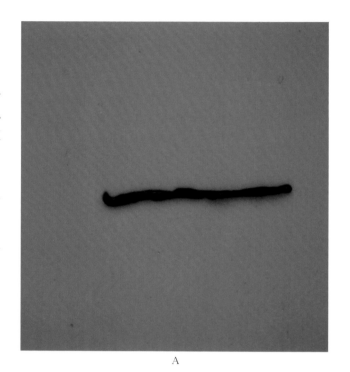

A

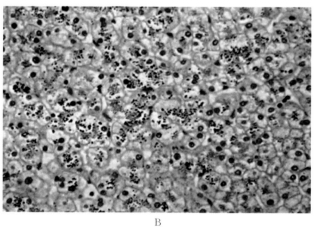

B

图2-2-3 成人Dubin-Johnson综合征肝穿刺标本

血症,患者一般情况良好,多无症状,偶有纳差、腹痛、乏力等非特异性症状。

参 考 文 献

[1] Pacifico L, Carducci C, Poggiogalle E, et al. Mutational analysis of ABCC2 gene in two siblings with neonatal-onset Dubin-Johnson syndrome [J]. Clin Genet, 2010,78:598－600.

[2] Uchiumi T, Tanamachi H, Kuchiwaki K, et al. Mutation and functional analysis of ABCC2/multidrug resistance protein 2 in a japanese patient with Dubin-Johnson syndrome [J]. Hepatology research : the official journal of the Japan Society of Hepatology, 2013,43:569－575.

Gilbert 综合征

- **临床资料**

男性,27 岁,因准岳母发现其脸色姜黄,疑似黄疸性肝炎,拒绝女儿婚嫁而主动要求肝活检。

- **病理特点**

切片显示小叶结构完好,小叶内未见肝细胞变性坏死,门管区无炎症反应(图 2－2－4A)。切片肝细胞内弥漫性棕黄色细颗粒(图 2－2－4B),未显示毛细胆管扩张胆栓形成。切片显示 Perls blue 染色显示部分肝细胞内含有微量铁(图 2－2－4C)。

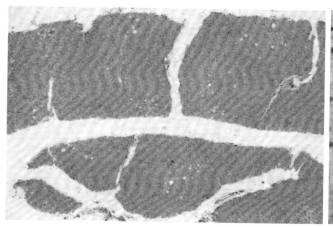

A

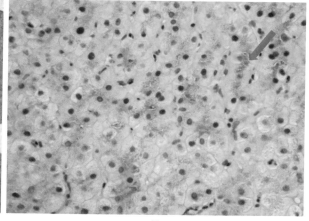

B

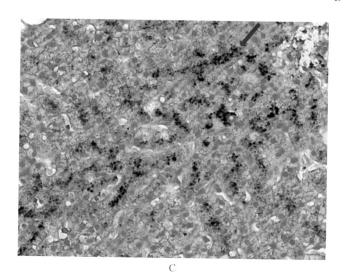

C

图 2－2－4　成人 Gibert 综合征

• **病理诊断** •

Gilbert 综合征（GS）。实验室检查患者高胆红素血症，以间接胆红素升高为主。

• **病理解读** •

本例无肝炎背景，肝细胞弥漫性棕黄色细颗粒伴微量铁沉着，是 GS 病理组织学特征。但只有患者高胆红素血症，以间接胆红素升高为主，才能确诊。

• **临床点评与讨论** •

GS 是临床上最为常见的一种先天性黄疸，又称良性非结合型高胆红素血症、特发性非结合型高胆红素血症，俗称体质性黄疸，属于先天性非溶血性黄疸的范畴，是一种由于遗传性或获得性葡萄糖醛酸转移酶活性减低或缺乏，导致肝细胞摄取非结合胆红素障碍所致的非结合胆红素血症，检测尿苷二磷酸葡萄糖苷酸转移酶同工酶（*UGTIAI*）基因突变，是诊断 GS 的金标准。

参 考 文 献

[1] Fretzayas A, Moustaki M, Liapi O, et al. Gilbert syndrome [J]. Eur J Pediatr, 2012,171:11 - 15.

第三节 与妊娠相关的黄疸

- **临床资料**

女性，31岁，妊娠38周，突发性黄疸伴急性肝功能衰竭。

- **病理特点**

肝穿刺标本切片显示肝细胞弥漫性微泡性脂肪变性，整个肝细胞明显肿大，充满张力型微小空泡，犹如泡沫状，故称之泡沫状肝细胞（图 2-3-1A1、A2）；切片显示伴肝细胞胆汁淤积和毛细胆管扩张胆栓形成及髓外造血灶（图 2-3-1B）。

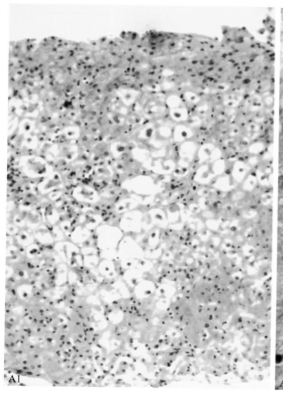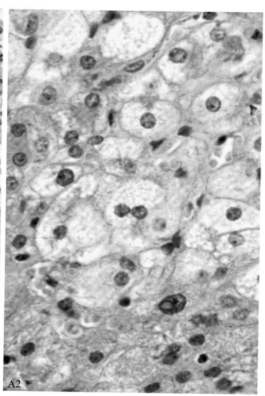

A

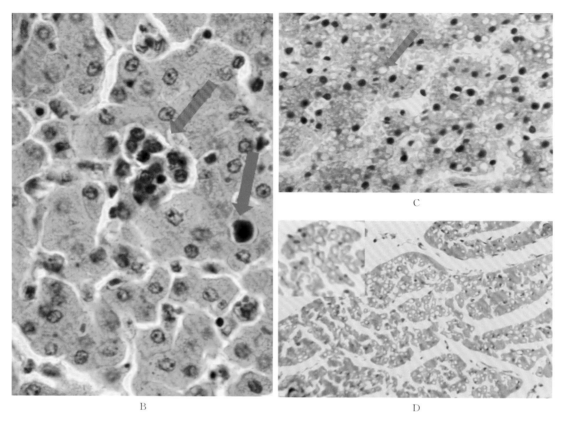

图 2‑3‑1　成人妊娠相关的黄疸

- **病理诊断** -

　　结合临床妊娠晚期突发性黄疸，HAV‑HEV（一），无服药病史，诊断为急性妊娠肝脂肪变性（acute fatty liver of pregnancy，AFLP）。

- **病理解读** -

　　AFLP 起病突然、凶险，一经确诊立即中止妊娠，才能母子平安。这是华山医院病理科唯一经肝穿刺确诊 AFLP 后即可终止妊娠，产妇获救，2 年后喜得千金。所以临床和病理应对此类疾病应保持高度警惕。AFLP 临床表现十分复杂，除了突发性黄疸外，笔者还遇到过以高血压，剧烈呕吐，类似妊娠毒血症为第一主诉的患者。这是由于患者肾小管上皮细胞呈微泡性脂肪变（图 2‑3‑1C），阻塞肾小管，引起水钠潴溜，导致突发性高血压。笔者还遇到 1 例，产后心跳骤停，导致产妇猝死。尸检发现产妇除肝细胞弥漫性小泡性脂肪变性外，伴有广泛心肌微泡性脂肪变性（图 2‑3‑1D），导致急性脂肪性心肌病，引起猝死。

　　本例中肝细胞弥漫性微泡性脂肪变性，伴肝细胞胆汁淤积和毛细胆管扩张胆栓形成及髓外造血灶为 AFLP 典型病理改变。

- **临床点评与讨论** -

　　AFLP 又称产科"急性假性黄色肝萎缩""妊娠特发性脂肪肝""妊娠期肝脏脂肪变性"等，是妊娠晚期的一种严重并发症，多数发生在妊娠第 30～40 周，早期症状不明显，于妊娠晚期无诱因出现恶心、呕吐、上腹痛及黄疸。病情进展迅速，很快出现多系统多器官病变，如高血压、子痫、DIC、少尿肾衰竭及中枢神经系统病变甚至昏迷。实验室指标明显异常包括白细胞增高，血小板降低；肝损害如肝酶、血氨、胆红素等增高，血糖降低；肾损害如尿酸、尿素氮、肌酐等增高以及 DIC 倾向，如凝血时间延长、纤维蛋白原降低等。

　　AFLP 的发病机制尚未明确。可能与以下途径有关：①线粒体脂肪酸氧化途径中酶的缺陷。研究认为长链 3‑羟酰辅酶 A 脱氢酶（LCHAD）缺陷，胎儿及胎盘组织不能有效氧化利用脂肪酸，胎儿胎盘单位氧化脂肪酸产生中间代谢产物以长链酰基肉毒碱的形式进入母体血循环,被肝脏摄取,在肝细胞堆积可能引起肝细胞损伤、肝脏脂肪变性、肝酶异常等。可见胎儿胎盘单位与母体相互作用是最终导致母体肝损害发生的原因。②感染因素可能参与AFLP的发病。③与多胎妊娠的关系密切。有报道AFLP可能与多胎妊娠导致肝脏功能损害,发生相应的病理生理变化。

参 考 文 献

[1] Kobayashi T, Minami S, Mitani A, et al. Acute fatty liver of pregnancy associated with fetal mitochondrial trifunctional protein deficiency [J]. J Obstet Gynaecol Res, 2015,41:799-802.

[2] Xiong HF, Liu JY, Guo LM, et al. Acute fatty liver of pregnancy: Over six months follow-up study of twenty-five patients. World J Gastroenterol, 2015,21:1927-1931.

[3] Tran TT, Ahn J, Reau NS. ACG clinical guideline: Liver disease and pregnancy [J]. Am J Gastroenterol, 2016,111:176-194.

第四节　与肿瘤相关的黄疸

恶性组织细胞增生症

• 临床资料 •

　　1970 年云南某知青农场，一位 19 岁的男性知青突发性黄疸，很快出现肝功能衰竭，经全力抢救无效死亡，诊断为急性暴发性病毒性肝炎。广大知青获知死因后，强烈要求离开农场。为安抚知青，当地决定尸检查明死因。当打开腹腔后发现肝脾巨大（图 2‐4‐1A），以至于临床常规腹部检查未触及肝脏而误认为急性肝萎缩。初步诊断为急性白血病，解除了暴发性病毒性肝炎的警报，把肝组织块送上海第一医学院病理教研室。

• 病理特点 •

　　肝脾巨大（图 2‐4‐1A），镜下见肝组织细胞弥漫性肿瘤性淋巴细胞浸润，大量肿瘤性淋巴细胞充塞肝窦，压迫肝索导致肝索断裂，肝细胞受压萎缩（图 2‐4‐1B、C）。

• 会诊病理诊断 •

　　恶性组织细胞增生症。

• 病理解读 •

　　恶性组织细胞增生症，目前认为是 NK/T 细胞淋巴瘤，是一种高度恶性、快速进展、预后极差的淋巴瘤。大量恶性淋巴细胞弥漫性充塞肝窦压迫毛细胆管引起黄疸，同时可压迫肝索导致肝索断裂

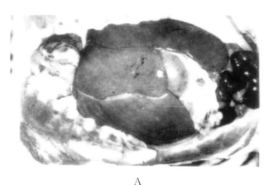

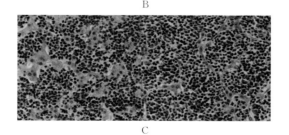

图 2‐4‐1　恶性组织细胞增生症肝穿刺标本

和肝细胞受压萎缩,从而导致急性肝功能衰竭表现。

· 临床点评与评论 ·

20 世纪 70 年代国内学者经研究认为肿瘤细胞来自组织细胞,因此将其命名为恶性组织细胞增生症,简称恶组,主要表现为发热、衰竭、全身淋巴结肿大、肝脾肿大、全血细胞减少的一组临床综合征。近年来经过较多细胞免疫学和细胞遗传学研究认为肿瘤细胞来源于淋巴细胞,实为淋巴瘤,现临床上已较少诊断恶组。

参 考 文 献

[1] 陈灏珠.实用内科学[M].14 版.北京:人民卫生出版社,2013:2466 - 2467.
[2] Ansari J. Histiocytic sarcoma as a secondary maligancy: pathobiology, diagnosis, and treatment [J]. Eur J Haematol, 2016,97:9 - 16.

朗格汉斯细胞组织细胞增生症

· 临床资料 ·

患者首次因黄疸半年余入院,行肝穿刺检查后病理诊断为嗜酸性肉芽肿性肝炎,考虑寄生虫感染可能性大,给予患者吡喹酮治疗,症状无好转并出现肝功能衰竭,后行肝移植治疗。肝移植术后一年患者再发黄疸,再次行肝穿刺检查,与第一次肝穿刺病理相比,除纤维化外,病变无明显差异。为明确病因,临床医生请感染科医生、肝移植科医生和病理科医生会诊。

· 病理特点 ·

首次肝穿刺检查,显示小叶结构凌乱(图 2 - 4 - 2A),门管区明显增大,大量炎症细胞浸润(图 2 - 4 - 2B),主要为嗜酸性粒细胞(图 2 - 4 - 2C),以及多核巨细胞组成的肉芽肿和肝外胆汁淤积,胆汁湖形成(图 2 - 4 - 2D)。

肝移植后肝穿刺检查,显示 HE 染色和 Masson 染色显示在广泛纤维化的背景上(图 2 - 4 - 2E),门管区明显扩大伴炎症(图 2 - 4 - 2F),主要为嗜酸性粒细胞(图 2 - 4 - 2G),与首次肝穿刺病例相比,除纤维化外,病变无明显差异。移植时全肝切除的病理切片显示除肝脏胆汁淤积(图 2 - 4 - 2H),伴广泛巨大胆汁湖形成外,门管区炎症与第一次和第二次肝穿刺完全一致(图 2 - 4 - 2I)。

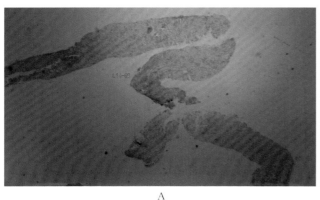

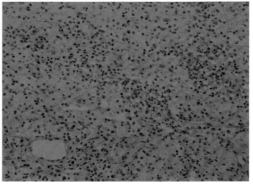

| A | B |

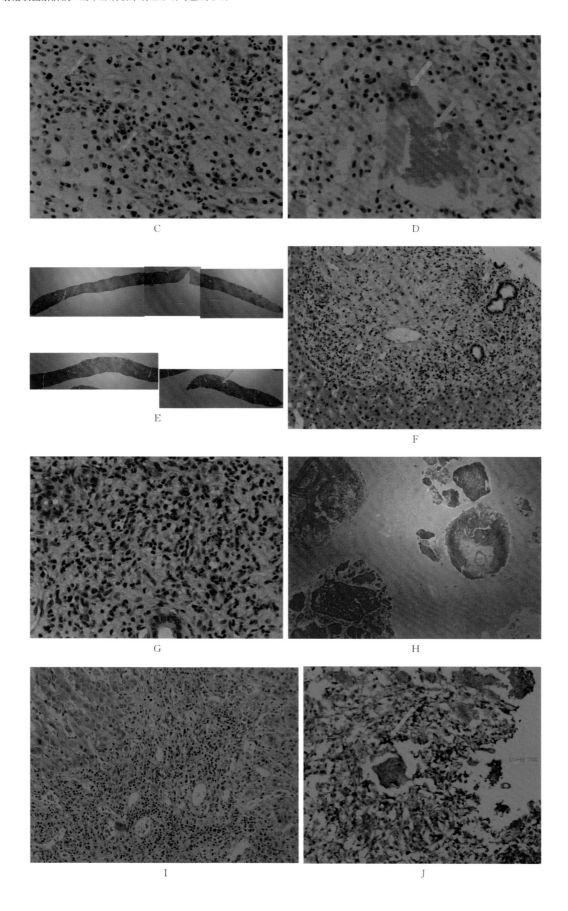

C

D

E

F

G

H

I

J

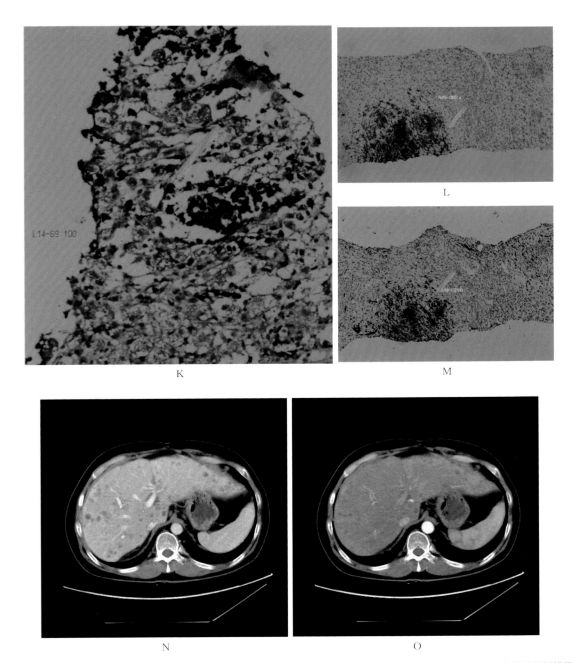

图2-4-2 朗格汉斯细胞组织细胞增生症肝穿刺标本(致谢:图H、N、O由上海交通大学医学院附属瑞金医院谢青教授提供)

• 会诊病理诊断 •

总结三次肝脏标本诊断结果,提示肿瘤性病变,考虑朗格汉斯细胞组织细胞增生症(Langerhans cell histiocytosis,LCH)。第一、二次肝穿刺组织行CD1a(图2-4-2J、K)和S100(图2-4-2L、M)染色显示组成肉芽肿细胞均为朗格汉斯细胞。

• 病理解读 •

结合患者抗寄生虫治疗无效,移植后病变复发,

提示肿瘤性病变可能性大,再结合三次病理表现及免疫组化结果,确诊为朗格汉斯细胞组织细胞增生症,并表明该患者在肝移植后复发,需进一步化疗干预。经随访,患者在血液科接受针对LCH的治疗,病情已经完全被控制。

LCH仅累及肝脏少见,LCH可引起胆管损伤,导致胆汁淤积,胆汁湖形成,本例肝移植前肝脏CT显示多发性囊肿,移植肝组织显示囊内大量胆汁淤

积，LCH 引起如此严重的胆管损害，实为罕见。肝移植后又发生多发性囊肿，且越来越多（图 2 - 4 - 2N），确诊 LCH 进行治疗后囊肿减少（图 2 - 4 - 2O），临床病理讨论对本例诊断十分重要。

• 临床点评与评论 •

LCH 是一组以朗格汉斯细胞克隆性增生和聚集为特征的疾患。多见于儿童，估计儿童每年发病率为(2～5)/1 000 000，亦可见于成人。该病临床表现多样，从单纯骨质破坏到多器官病变。其中骨质破坏最为常见，约见于 70%～80%患者；50%左右患者可出现皮疹；其他常见受累器官包括肠道、骨髓、肺、肝脏、垂体或下丘脑等。成人 LCH 伴有肝脏损害者，肝脏病变主要表现为肝内多发实质性病灶，肝肿大，酶增高并以胆管酶增高为主。

LCH 是一种可引起多系统病变的综合征，本病缺乏典型的临床病史及特异性临床表现，故在临床诊疗中容易导致误诊误治。当 LCH 有肝脏侵犯时，表现为不可逆的胆管破坏，早期表现为有组织细胞增多浸润的小结节或肝肿大，病理检查可见朗格汉斯细胞弥漫浸润增生；晚期有胆管破坏，胆管炎伴纤维化增生，可发展为肝功能衰竭。

LCH 的治疗仍然存在争议，主要治疗手段包括手术治疗、放射治疗及化学药物治疗，免疫治疗、造血干细胞移植也有报道。对于多器官受累的 LCH，目前认为多药联合化疗可以提高治愈率并降低复发率，比较常见的化疗药物包括长春新碱、环磷酰胺、甲氨蝶呤、苯丁酸氮芥、泼尼松、阿糖胞苷等。另外，对于 LCH 伴有肝脏损伤发展为硬化性胆管炎、胆汁性肝硬化以致肝功能衰竭时，肝移植可能是唯一有效的方法，但移植后仍有复发可能。

参 考 文 献

[1] Abdallah M. Langerhans cell histiocytosis of the liver in adults [J]. Clin Res Hepatol Gastroenterol，2011,35(6-7):475-481.
[2] Satter EK. Langerhans cell histiocytosis: a review of the current recommendations of the Histiocyte Society [J]. Pediatr Dermatol，2008,25(3):291-295.
[3] 陈灏珠. 实用内科学[M]. 14 版. 北京：人民卫生出版社,2013:2465-2466.

第五节　肝外胆道阻塞

• 临床资料 •

患者为婴儿,4个月大,出生后黄疸,大便陶土色。

• 病理特点 •

肝脏活检标本显示小叶结构破坏(图2-5-1A),肝细胞明显胆汁淤积和多核巨细胞转化。门管区明显扩大伴明显炎症反应,伴小胆管增生,呈串珠状排列,胆管内胆汁淤积伴胆栓形成(图2-5-1B、C),Masson染色显示粗宽的纤维间隔形成(图2-5-1D),网状纤维染色显示纤维间隔内无网状支架塌陷,表明纤维间隔并非为大块亚大块肝坏死后修复性改变,而是胆道阻塞门管区后炎症纤维化。

• 会诊病理诊断 •

肝外胆道闭锁(extrahepatic biliary atresia,EBA)。

• 病理解读 •

本例诊断要点是临床病史典型,婴儿出生后黄疸,大便陶土色,病理诊断特点是门管区炎症广泛纤维化、无网状支架塌陷、胆管增生活跃呈串珠样改变及胆管内胆汁淤积和胆栓形成。

• 临床点评与评论 •

EBA是婴儿时期持续性阻塞性黄疸最常见的原因之一,是发生于婴幼儿时期的一种少见疾病,在成活新生儿中发病率约为1/5 000~1/12 000。该病目前病因不明,有报道可能与基因突变、胚胎期胆管发育异常、宫内和围生期病毒感染有关,主要特征为肝外胆管部分或全部闭锁,引起胆汁排泄障碍。患儿常有大便颜色偏白或大便陶土色,肝功能检查常有中度的直接胆红素增高,占总胆红素水平的50%~80%,转氨酶正常或者轻度增高和明显的γ-谷氨酰转移酶增高。

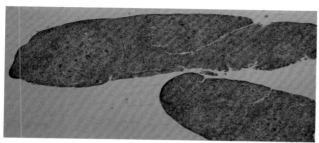

A

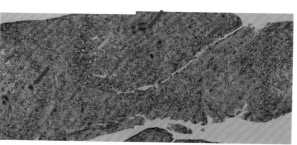

B

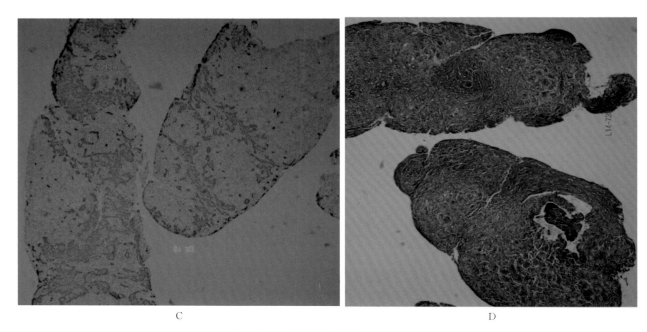

C   D

图 2-5-1 婴儿肝外胆道阻塞肝穿刺标本

注:C. CK19 染色显示小胆管增生高度活跃

参　考　文　献

[1] 中国大陆地区胆道闭锁诊断及治疗专家共识. 中华小儿外科杂志. 2013,34(9):700 - 705.

[2] Kahn E. Biliary atresia revisited [J]. Pediatr Dev Pathol, 2004, 7(2):109 - 124.

[3] Hartley J L. Biliary atresia [J]. Lancet, 2009, 374(9702):1704 - 1713.

第三章

药物性肝损伤病例

　　尽管国内外药物性肝损伤(drug-induced liver injury，DILI)防治指南并不建议通过肝穿刺活检诊断 DILI，但临床上由于黄疸原因待查，或肝功能损害原因待查，或黄疸和肝功能损害原因待查而行肝穿刺活检，临床医生希望从病理学的角度来明确 DILI。当肝穿刺标本的组织病理学显示类似病毒性肝炎(HAV～HEV 均阴性)，伴肝细胞脂肪变性，胆汁淤积，上皮性肉芽肿和炎症坏死区嗜酸性粒细胞浸润时，有经验的病理医师可能做出疑似 DILI 的诊断，提醒临床医生进一步确诊。

第一节　DILI 致黄疸

病例一

• **临床资料**

婴儿 2 个月大，黄疸原因待查。临床检查胆道通畅，取小块楔形肝活检，外院病理诊断婴儿肝炎综合征。会诊要求明确黄疸原因。

• **病理特点**

复查切片显示小叶结构完好，肝细胞内胆汁淤积伴毛细胆管扩张胆栓形成（图 3 - 1 - 1A），肝细胞呈小泡状脂肪变性和点状坏死伴嗜酸性粒细胞浸润（图 3 - 1 - 1B），门管区炎症伴明显嗜酸性粒细胞浸润（图 3 - 1 - 1C），Perls blue 染色显示肝细胞内铁沉积（图 3 - 1 - 1D）。胆汁淤积、炎症坏死区嗜酸性粒细胞浸润和肝细胞内铁沉着是 DILI 的相对病理特征改变。

询问病孩家长，孩子是母乳或人工喂养，回答母乳；问产妇有否服药史，回答产后服用 XX 草排恶露。至此，本例婴儿黄疸是由于其母服用 XX 草，通过乳汁导致 DILI 浮出水面。DILI 临床-病理相关性为很可能级。

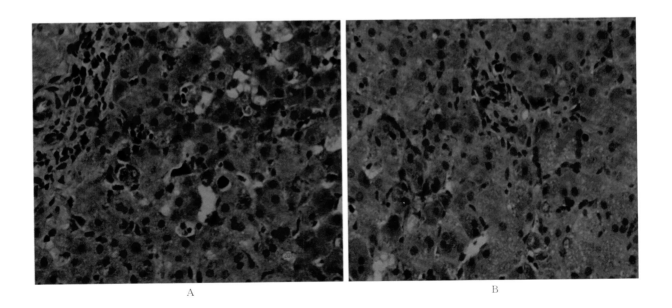

A　　　　　　　　　　　　　B

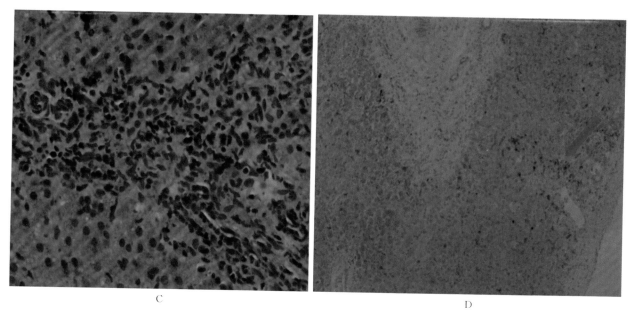

C   D

图 3-1-1 婴儿 DILI 肝穿刺标本

• **病理诊断** •

结合临床患儿无溶血,HAV～HEV(一)、CMV(一),其母哺乳时存在明确服药史,胆汁淤积型脂肪性肝炎,很可能由 DILI 引起。

• **病理解读** •

本例与婴儿肝炎综合征的区别在于无广泛多核巨细胞转化,临床无溶血而肝细胞内铁沉着,提示患儿可能接受含重金属污染的药物,家长提供其母哺乳其间服药史是确诊关键。

• **临床点评与讨论** •

黄疸原因待查是临床常见的病症,若排除常见的嗜肝病毒感染、溶血性黄疸,肝穿刺是帮助临床医生明确诊断的重要途径。病理诊断是金标准。本病例无溶血,HAV～HEV(一)、CMV(一),其母亲哺乳期有明确服药史,结合病理报告,故首先考虑 DILI。

病例二

• **临床资料** •

婴儿 8 个月大,黄疸原因待查,临床检查胆道通畅,取小块楔形肝活检,外院病理诊断戈谢病,经基因检测否定戈谢病。会诊要求明确黄疸原因。

• **病理特点** •

复查切片显示小叶结构保留,肝细胞弥漫性小泡性脂肪变性和胆汁淤积,毛细胆管扩张胆栓形成,门管区小胆管增生伴胆栓形成(图 3-1-2A),淋巴细胞和嗜酸性粒细胞浸润及轻度纤维增生(图 3-1-2B)。病理显示胆汁淤积性肝炎:存在小泡状脂变、胆汁淤积、炎症区嗜酸性粒细胞浸润,是 DILI 相对特征性病理变化。

询问病孩家长,孩子有否服药病史,回答无;问孩子母乳或人工喂养,回答母乳;问母亲有否服药史,回答因患牛皮癣,长期服用江湖郎中配制秘方。至此,本例婴儿黄疸是其母服用江湖秘方,通过乳汁导致 DILI。DILI 临床-病理相关性为很可能级。

• **会诊病理诊断** •

胆汁淤积型脂肪性肝炎,很可能由 DILI 引起。

• **病理解读** •

本例与戈谢病区别在于肝细胞呈小泡状脂肪变性,而不是肝窦库弗细胞增生吞噬脂质形成戈谢细胞(图 4-1-1)。此外,嗜酸性粒细胞浸润是 DILI 相对特征性表现。家长提供孩子母亲哺乳期间服用江湖郎中自制药物的病史是确诊本病例的关键。

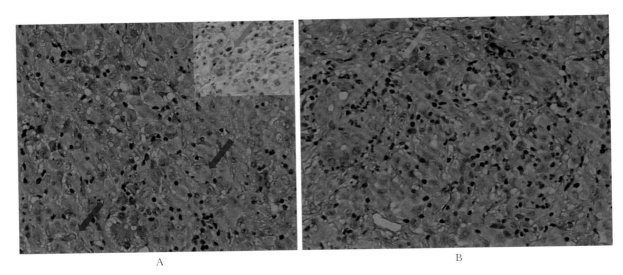

A
B

图 3-1-2　婴儿 DILI 肝穿刺标本

• 临床点评与讨论 •

　　患儿的黄疸原因待查,若排除常见的嗜肝病毒感染、溶血性黄疸、Wilson 病等,需考虑 DILI 的可能性。询问母乳喂养的患儿服用食物、药物的病史同时,还需询问母亲的药物史,很多药物及其代谢产物可通过乳汁引起患儿的 DILI。

第二节 DILI 致急性暴发性肝炎

• **临床资料** •

男性,46 岁,突发性黄疸 3 天,6 天后急性肝功能衰竭,行肝移植手术。外院临床与病理均诊断为急性暴发性肝炎,病毒性肝炎可能。患者办公室同仁闻暴发性肝炎,误认为办公室即将发生肝炎暴发,都落荒而逃。单位人事部经理持病理切片要求会诊除外病毒性肝炎,患者血液检查 HAV - HEV 均阴性。

• **病理特点** •

复查切片显示肝组织大块肝坏死(图 3 - 2 - 1A),CK19 染色显示广泛肝坏死背景上残留的小胆管(图 3 - 2 - 1B),Reti 显示网状支架尚未塌陷,结合病程在 14 天内,符合急性暴发性肝炎(图 3 - 2 - 1C)。仔细检查,残存的肝细胞有明显的小泡状脂肪变性伴胆汁淤积,库普弗细胞增生吞噬胆汁(图 3 - 2 - 1D),门管区见嗜酸性粒细胞浸润(图 3 - 2 - 1E)。

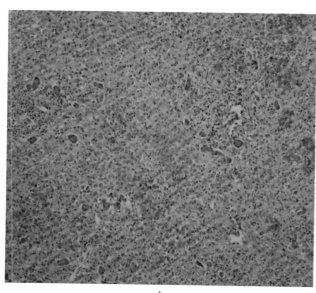

A

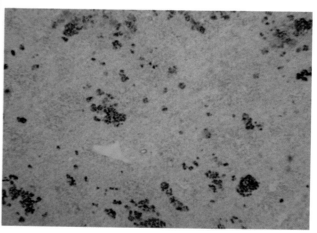

B

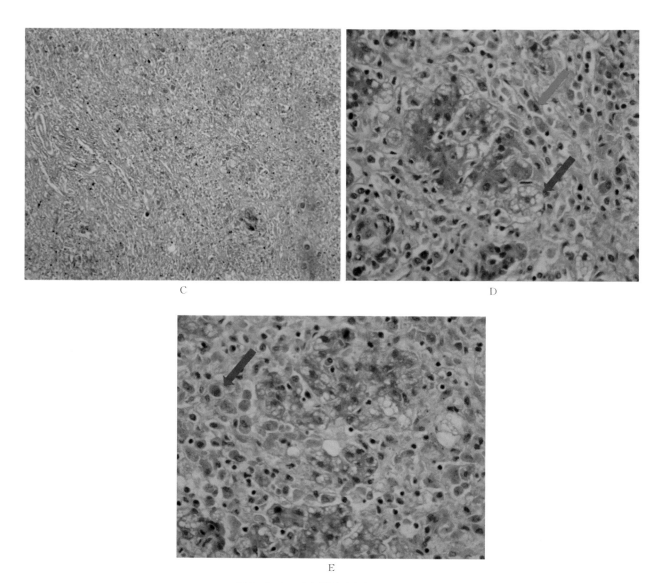

图 3－2－1　成人 DILI 致急性暴发性肝炎

患者因聚会大量饮酒后头痛，曾服用止痛药，该药含有对乙酰氨基酚，可能造成肝脏损害，饮酒后服用会加重肝损害。至此，本例因酒后服用含对乙酰氨基酚的止痛药引起 DILI，导致急性暴发性肝炎。

• **会诊病理诊断** •

急性暴发性肝炎，极可能为 DILI 引起。

• **病理解读** •

本例与病毒性肝炎的鉴别是大块肝坏死边缘残存肝细胞，有明显的小泡状脂变和炎症坏死区嗜酸性粒细胞浸润。家属提供患者黄疸前曾服用对肝脏有损害的药物病史是诊断 DILI 的关键信息。

• **临床点评与讨论** •

急性暴发性肝炎是临床重症，及时查明原因，对因治疗是治疗的关键。病史的详细采集很重要。当患者存在明显的药物服用病史，需考虑 DILI 的可能性。常规的抽血检查不支持常见的嗜肝病毒感染、Wilson 病等时，需行肝穿刺明确诊断。本病例患者发病前服用含对乙酰氨基酚的止痛药，具体剂量不详。非甾体类抗炎药（NSAIDs）是常见的引起 DILI 的药物。结合病理诊断，倾向考虑 DILI。

第三节 DILI 致亚急性重症肝炎

· 临床资料 ·

男性,56 岁,黄疸伴急性肝功能衰竭。外院病理诊断慢性肝炎肝硬化伴急性肝功能衰竭。因患者无慢性肝病史,HAV～HEV(一),临床要求明确肝衰竭病因。

· 病理特点 ·

复查切片显示肝组织广泛亚大块肝坏死(图 3-3-1A)和桥样坏死伴网状支架塌陷(图 3-3-1B),肝细胞小泡状脂肪变性伴肝细胞胆汁淤积(图 3-3-1C),毛细胆管扩张胆栓形成及炎症坏死区嗜酸性粒细胞浸润。Perls blue 染色显示铁沉着(图 3-3-1D)。小泡状脂变,胆汁淤积,凋亡小体,嗜酸性粒细胞浸润,坏死区铁沉着提示 DILI。询问患者有否服药史,回答因痔疮服用痔血胶囊,10 天后突然发现黄疸。至此,本例因服用痔血胶囊引起 DILI,导致亚急性重症肝炎。DILI 临床-病理相关性为极可能级。

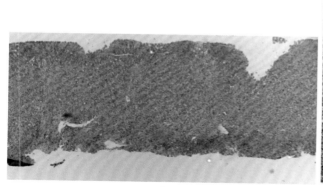

A

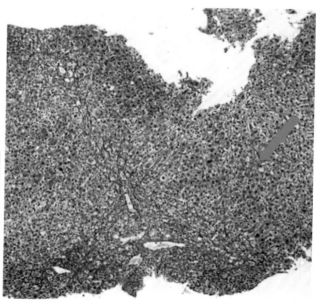

B

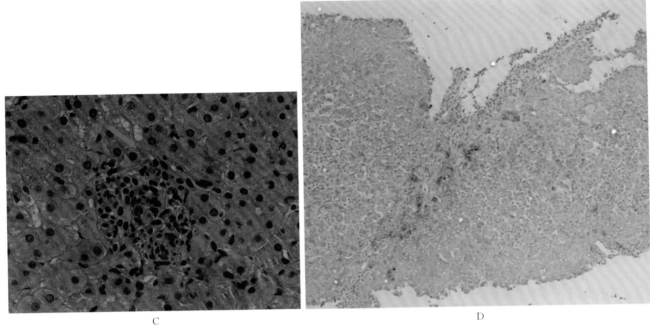

C   D

图 3 - 3 - 1   成人 DILI 致亚急性重症肝炎

- **会诊病理诊断** •

亚急性重症肝炎，极可能由 DILI 引起。

- **病理解读** •

本例与"慢加急"的鉴别要点，亚大块肝坏死区网状支架塌陷尚未纤维化，所以不是慢性肝炎。坏死区铁沉着提示患者服用重金属污染的药物引起肝坏死。针对性询问患者服药史，明确 DILI，临床医生反馈：同意 DILI 诊断，应用激素治疗 3 天后病情即得以控制。

- **临床点评与讨论** •

肝衰竭的病因诊断包括病毒性肝炎、自身免疫性肝炎、药物性肝损、遗传代谢病等多种病因。病因的诊断需要详实的病史采集、体格检查、辅助检查，病理诊断是金标准。当常规的抽血检查不支持常见的嗜肝病毒感染、Wilson 病等时，需行肝穿刺明确诊断。本例患者结合明确的服药病史和特征性的病理改变，首先诊断为 DILI。

第四节　DILI致慢加急性肝功能衰竭

- **临床资料**

　　男性,61岁,因黄疸伴急性肝功能衰竭入院。

- **病理特点**

　　肝活检标本肝小叶结构凌乱,局部假小叶形成,显示在慢性肝炎的基础上发生亚大块和桥样坏死(图3-4-1A),网染显示早期肝硬化。HBsAg染色

肝细胞表达HBsAg(图3-4-1B)。本例为什么慢性乙型肝炎(CHB)恶化? 仔细观察,肝细胞脂肪变性(大小泡混合性)(图3-4-1C),肝细胞内胆汁淤积,肝索内易见凋亡小体,炎症坏死区可见明显嗜酸性粒细胞浸润(图3-4-1D),提示DILI可能。

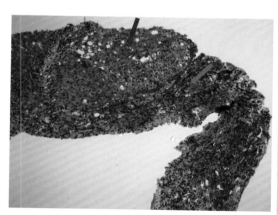

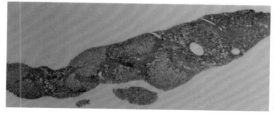

A

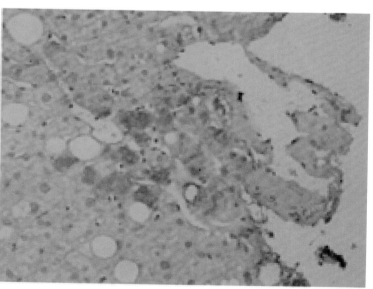

B

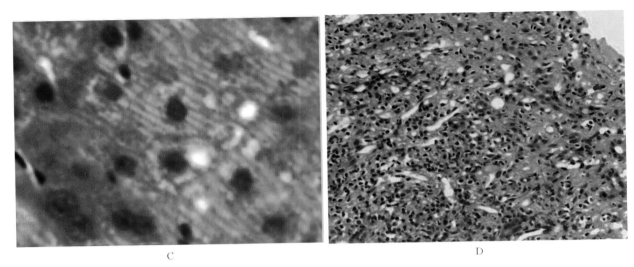

C   D

图 3 - 4 - 1 成人 DILI 致慢性加急性肝功能衰竭

患者经抗病毒治疗后，病毒复制和病情均得到控制，服维持剂量。患者 1 个月前曾做胃癌手术，术后 1 个月开始化疗，化疗 1 周后出现黄疸，其间抗病毒药自行停药。本例为典型的 CHB 患者在无抗病毒药物保护下应用化疗药物引起 DILI。DILI 临床-病理相关性为极可能级。

• 病理诊断 •

CHB - G4S4，结合临床符合慢加急性肝功能衰竭（acute on chronic liver failure，ACLF），可能由 DILI 引起。

• 病理解读 •

本例 DILI 诱发 ACLF 得以确诊，关键是做到以下几点：①熟悉 DILI 病理变化；②熟悉 CHB 再活动诱因；③获取化疗药使用史和自停抗病毒药等病史。

• 临床点评与讨论 •

本例患者为慢性乙型肝炎，同时胃癌术后行化疗。因此，考虑慢加急性肝功能衰竭的原因时需详细采集病史，寻找诱发因素。如停用抗病毒药物后，HBV DNA 仍未检测到，应考虑化疗药物引起的 DILI 导致 ACLF。如果 HBV DNA 载量升高，要考虑化疗药物引起 HBV 再活动导致 ACLF。

第五节　DILI 致急性肝功能衰竭

- **临床资料**
  中年男性,因不明原因肝损伤行肝穿刺活检。

- **病理特点**
  肝穿刺标本显示广泛的带状坏死,坏死区间有明显嗜酸性粒细胞浸润,坏死边缘肝细胞呈小泡状脂变(图 3-5-1A、B)。

- **病理诊断**
  急性肝炎伴广泛带状肝坏死,极可能由 DILI 引起(acute hepatitis with diffuse zonal necrosis, highly likely caused by DILI)。患者因患 Evans 综合征,服用环孢素治疗。至此,本例 DILI 诊断确立。

- **病理解读**
  本例肝组织广泛带状坏死是破解 DILI 的关键,因为其是 DILI 相对特征性的病理变化,可见于砷中毒和有机磷等农药中毒。此外,坏死区嗜酸性粒细胞浸润和肝细胞小泡状脂变也是 DILI 佐证。

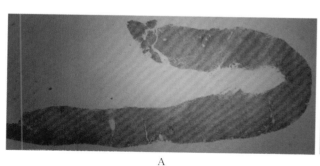

A

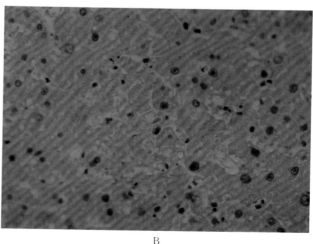

B

图 3-5-1　成人 DILI 致急性肝功能衰竭

第六节 特殊类型 DILI

DILI 所致霜花玻璃样改变

• **临床资料** •

女性，45 岁，因肝功能异常入院，外院肝穿活检病理诊断慢性肝炎。会诊要求除外 AIH。

• **病理特点** •

复查切片肝穿标本显示门管区炎症（图 3 - 6 - 1A），肝界板完整，门管区大量淋巴细胞背景上见明显嗜酸性粒细胞浸润（图 3 - 6 - 1B），肝细胞胞质淡染，凝聚呈淡伊红色包涵体，形如霜花玻璃（ground glass change，GGC）。GGC 主要见于慢性乙肝患者。本例临床无乙肝病史，肝细胞 HBsAg 染色（一），极可能服用抗精神病或抗忧郁类药物引起。

• **会诊病理诊断** •

CH - G2S1 with GGC，极可能由 DILI 引起。患者尿毒症晚期，苦等肾源遥遥无期，患严重忧郁症，患者服用抗抑郁症药物。至此，本例因服用抗抑郁症药物引起的以 GGC 为特征的 DILI 确诊。

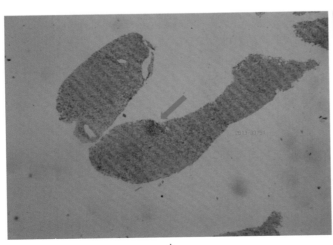
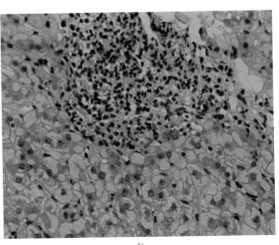

A   B

图 3 - 6 - 1 DILI 肝穿刺标本，见典型霜花玻璃样改变

- **病理解读**·

了解 GGC 是 CHB 特殊性细胞,也可见于服抗精神病或抑郁症药物。病史是本例诊断的关键。

- **临床点评与讨论**·

反复肝功能异常,常规的抽血检查不支持常见的嗜肝病毒感染、自身免疫性肝病、遗传代谢性疾病等时,需行肝穿刺明确诊断。该患者有长期服用抗忧郁症药物史,结合病理改变,倾向考虑 DILI。

DILI 所致血管损害

- **临床资料**·

青年男性,因不明原因肝损,行肝穿刺。

- **病理特点**·

肝穿刺标本显示小叶结构保留,小叶内明显炎症(图 3-6-2A),炎症以中央静脉周边为明显,伴中央静脉壁和血窦壁广泛纤维蛋白样坏死(图 3-6-2B~D),这是 DILI 相对特征性的血管损害。

- **病理诊断**·

急性肝炎伴中央静脉和血窦壁纤维坏死,可能由 DILI 引起。患者因患肺炎,服用多种抗生素。至此,本例 DILI 确诊。

- **病理解读**·

血管受损是近年来引起重视的一种特殊的 DILI,了解血管纤维蛋白样坏死是 DILI 相对特征性的病理变化,也是本例确诊的关键。患者提供服药史佐证了血管纤维蛋白样坏死的特殊性。

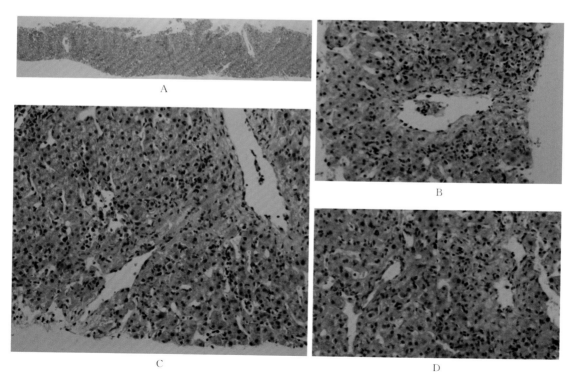

A

B

C

D

图 3-6-2　DILI 肝穿刺标本,见血管纤维蛋白样坏死

DILI 所致局灶性出血性毛细血管扩张症

· 临床资料 ·

老年男性，因不明原因肝损伤行肝穿刺。

· 病理特点 ·

肝穿刺标本显示小叶结构完好（图 3 - 6 - 3A），

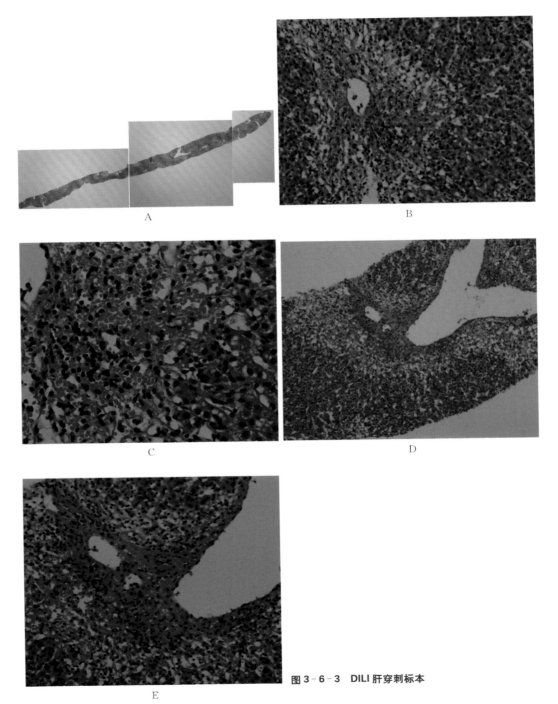

图 3 - 6 - 3　DILI 肝穿刺标本

中央静脉炎伴周围出血(图 3-6-3B、C)和门管区门静脉炎伴周围出血(图 3-6-3D、E)。血管炎伴出血是 DILI 相对特征性病理变化。

• **病理诊断** •

出血性肝炎,可能由 DILI 引起。患者曾有静脉滴注扩张血管的药物史,至此,患者应用扩血管药物导致 DILI 确诊。

• **病理解读** •

了解血管壁受损引起出血性肝炎是 DILI 相对特征性病理变化,是本例确诊的关键。患者提供静脉滴注扩血管药物佐证了血管炎伴出血是 DILI 特征性病理变化。

第四章

遗传代谢障碍性
肝病病例

第一节　与代谢障碍有关的肝病

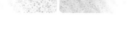

戈　谢　病

• **临床资料** •

女孩，8岁，肝脾肿大原因待查。

• **病理特点** •

肝活检标本显示肝窦明显扩大，充塞大量淡染细胞，其胞质内充满脂质（图4-1-1A、B），透亮区的细胞为增生的库普弗细胞。这是戈谢病（Gaucher disease，GD）的特征性细胞，又称戈谢细胞（Gaucher cell，GC）（图4-1-1C）。

• **病理诊断** •

戈谢病。注：请临床医生注意是否有脾、淋巴结肿大。临床医生反馈：患儿存在脾巨大，3年后脾脏切除后显示脾窦明显扩大，充满GC（图4-1-1D、E）。

• **病理解读** •

GD是罕见病，其诊断关键是熟悉GC形态和位置。PAS染色对本例诊断十分重要，GC内含葡萄糖苷脂质，所以PAS染色呈阳性。

• **临床点评与讨论** •

戈谢病是一种常染色体隐性遗传性疾病，其发病是由于体内缺乏β-葡萄糖脑苷酶，使葡萄糖脑苷脂在单核-巨噬细胞内大量积存，故本病又称脑苷脂网状内皮细胞病，以犹太人发病率最高。β-葡萄糖脑苷酶的编码基因位于21染色体，迄今已确定的该酶的基因突变达200余种，最常见的突变有$N370s$、$L444P$、$RecNcil$、$84GG$、$R463C$和$recTL$等。该病分为Ⅰ型（慢性成年型）、Ⅱ型（急性神经病变型）及Ⅲ型（亚急性神经病变型）。

本例患者临床表现以肝、脾肿大为主，而肝脾肿大的原因分感染与非感染，如果行一系列感染相关检查后仍未有明显提示，则考虑非感染因素可能性大；此外，患者为8岁女孩，故不能排除血液病及遗传性疾病可能，此时需进行有创性检查来明确诊断。因此本例患者最终行肝活检确诊。在病理诊断的基础上，如果进一步检测β-葡萄糖脑苷酶和（或）其底物水平，检测$N370s$、$L444P$、$RecNcil$等基因突变更有利于该病的精准诊断。

参　考　文　献

[1] Huang W J，Zhang X，Chen W W. Gaucher disease：a lysosomal neurodegenerative disorder[J]. Eur Rev Med Pharmacol Sci，2015，19(7)：1219-1226.

[2] Essabar L，Meskini T，Lamalmi N，et al. Gaucher's disease：report of 11 cases with review of literature[J]. Pan Afr Med J，2015，20：18.

[3] Mistry P K，Belmatoug N，Vom D S，et al. Understanding the natural history of Gaucher disease[J]. Am J Hematol，2015，90 Suppl 1：S6-S11.

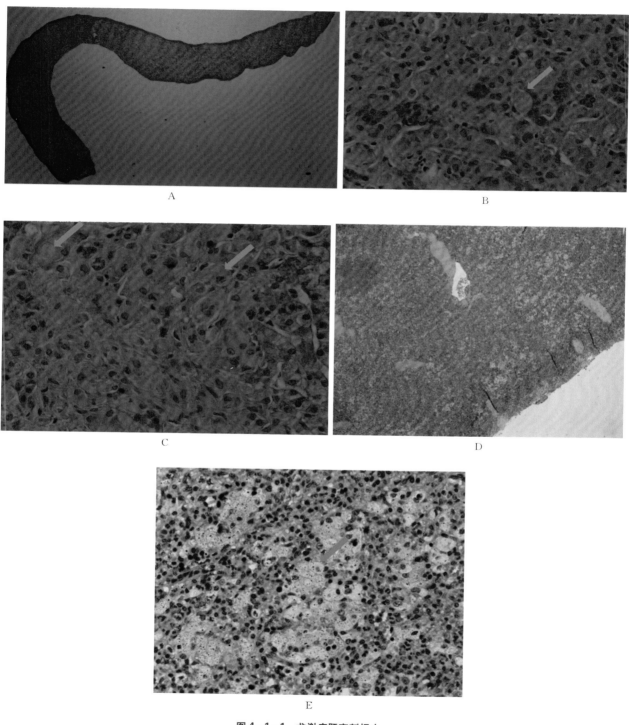

A

B

C

D

E

图 4-1-1 戈谢病肝穿刺标本

尼曼-皮克病

• **临床资料** •

女孩,13 岁,肝肿大原因待查。

• **病理特点** •

肝穿标本呈黄色,切片显示肝窦高度扩张,大量库普弗细胞增生融合成片,挤压肝实质(图 4 - 1 - 2A、B)。CD68 染色阳性(图 4 - 1 - 2C),PAS 染色,着色为肝细胞,透亮区为增生库普弗细胞。增生肥大的库普弗细胞内含类脂质小泡(又称 Pick 细胞,图 4 - 1 - 2D、E,绿色箭头),挤压肝索,导致肝细胞萎缩。骨髓涂片显示含有脂质的吞噬细胞(海蓝细胞)

(图 4 - 1 - 2F)。

• **病理诊断** •

高度疑为尼曼-皮克病(Niemann-Pick disease,NPD),需结合基因检查以进一步确诊。临床医生反馈:SMPD1 基因突变,确诊 NPD。

• **病理解读** •

本例与戈谢病鉴别在于戈谢细胞 PAS 染色(＋),而 Pick 细胞 PAS 染色(－),且其体积硕大,增生融合成片,挤压肝索引起肝细胞萎缩。骨髓涂片可见海蓝色泡沫细胞,是 NPD 特征性细胞。

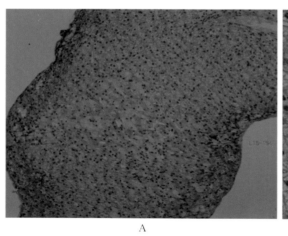

A

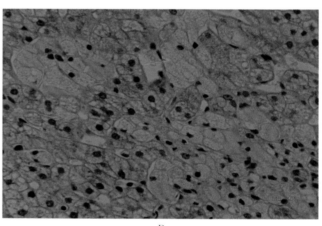

B

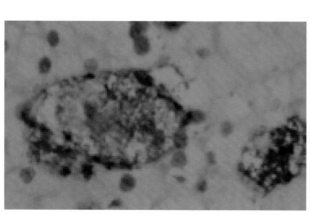

C

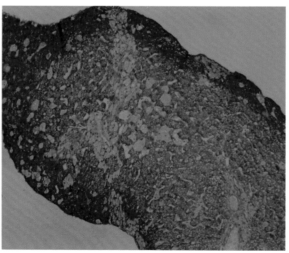

D

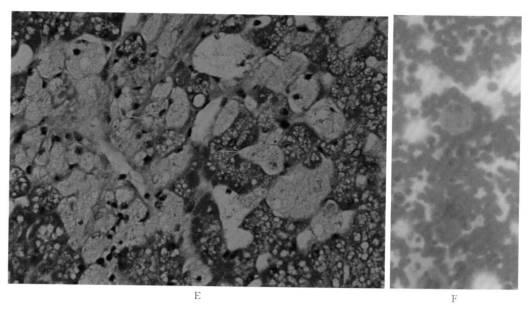

E   F

图4-1-2 NPD肝穿刺标本

·临床点评与讨论·

NPD是由尼曼和皮克两人分别于1914年、1922年描述，属于先天性糖脂代谢性疾病，为常染色体隐性遗传。该病1/3有明显家族史，兄弟同患本病常有报道。本病为神经鞘磷脂酶缺乏致神经鞘磷脂代谢障碍，导致后者蓄积在单核-巨噬细胞系统内，出现肝、脾肿大，中枢神经系统退行性变。正常肝脏中此酶的活力最高。本病分为A型（婴儿型）、B型（内脏型）、C型（幼年型）及D型（Nova-scotia型），其中A/B两型由SMPD1基因突变所致。

本例患者临床特征以肝脾肿大为主，如患者影像学、血清学等检查无明显发现，此时需借助病理学检查，最终该患者行肝穿刺，病理切片发现泡沫状空泡性库普弗细胞，且PAS染色阴性，结合患者年龄（为6岁男孩）及肝脏肿大特点，初步判定尼曼-皮克病，但确诊仍需参考功能性及分子性研究。假设使用透射电子显微镜检查，可见超微结构上有直径$1\sim5~\mu m$的细胞质板层包涵体，进一步行基因检测及神经鞘磷脂含量检测可明确诊断。

参 考 文 献

[1] Vanier M T. Niemann-Pick diseases[J]. Handb Clin Neurol, 2013, 113:1717 - 1721.
[2] Stern G. Niemann-Pick's and Gaucher's diseases[J]. Parkinsonism Relat Disord, 2014,20 Suppl 1:S143 - S146.
[3] Alobaidy H. Recent advances in the diagnosis and treatment of niemann-pick disease type Cin children: a guide to early diagnosis for the general pediatrician[J]. Int J Pediatr, 2015, 2015:816593.
[4] Schuchman E H, Wasserstein M P. Types A and B Niemann-Pick disease[J]. Best Pract Res Clin Endocrinol Metab, 2015,29(2):237 - 247.

Wolman 病

·临床资料·

男婴4个月大，出生后黄疸，手术探查胆道通畅，手术切取肝小块楔形活检，外院病理诊断婴儿肝炎综合征。会诊要求明确黄疸病因。

·病理特点·

复查切片显示肝小叶结构凌乱（图4-1-3A），Reti染色显示门管区广泛纤维增生，纤维间隔形成，肝硬化趋势（图4-1-3B），肝细胞弥漫性小泡状脂肪变性(图 4 - 1 - 3C)，肝窦明显扩张充满吞噬脂质库弗细胞（透亮区）(图 4 - 1 - 3D)。肝细胞内胆汁淤积，伴毛细胆管扩张，胆栓形成(图 4 - 1 - 3E)。

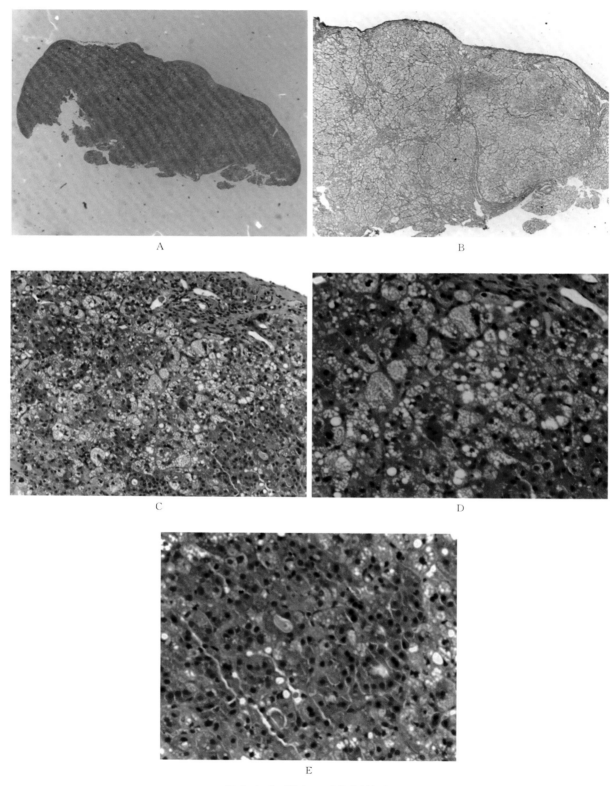

图 4 - 1 - 3　Wolman 病肝穿刺标本

· 会诊病理诊断 ·

结合临床无服药史，无发热血氨升高、抽搐史，考虑 Wolman 病（胆固醇酯代谢障碍性肝病）。

· 病理解读 ·

本病与戈谢病相似之处为肝窦内库普弗细胞增生，胞质内含丰富脂质，区别在于本病有重度胆汁淤积的背景，伴肝细胞弥漫性小泡状脂肪变和广泛纤维化。本病一旦出现纤维化，预后极差，肝移植为唯一治疗手段。

· 临床点评与讨论 ·

Wolman 病由以色列 Abramov 和 Wolman 医生在 1956 年首先发现并描述，属罕见的常染色体隐性遗传性溶酶体贮积病（lysosomal storage disease, LSD），本病是由溶酶体酸性脂酶（LAL，其编码基因为 LIPA）缺陷导致胆固醇酯和三酰甘油降解障碍，进而在体内各组织中蓄积。Wolman 病发病率约为 1 : 350 000 活产婴儿，以犹太人多见。

Wolman 病以婴儿期起病，伴生长迟缓、喂养不耐受、难治性腹泻、肝脾肿大等临床表现，肾上腺广泛钙化是该病的特征性表现。本例患儿为刚出生 4 个月的婴儿，伴明显黄疸，且手术探查已经排除胆道闭塞，故黄疸可能为溶血性或肝细胞性，溶血性黄疸可用 Coombs 试验排除，但导致肝细胞性黄疸的因素较多，尚需行肝脏病理检查以明确，患儿最终肝脏病理示肝细胞弥漫性小泡状脂肪变性，肝窦明显扩张充满吞噬脂质库普弗细胞（泡沫状细胞），且肝细胞内胆汁淤积，伴毛细胆管扩张，结合患者年龄（出生后 4 个月）及临床无服药史，无发热、血氨升高、抽搐史，考虑 Wolman 病可能性大。如该例患儿加测相应的酶活性及基因突变位点，可为该病的确诊提供强有力的证据。

参 考 文 献

[1] Shenoy P, Karegowda L, Sripathi S, et al. Wolman disease in an infant[J]. BMJ Case Rep, 2014, dol. 10. 1136/bcr-2014-203656.
[2] Tylki-Szymanska A, Jurecka A. Lysosomal acid lipase deficiency: wolman disease and cholesteryl ester storage disease [J]. Pril (Makedon Akad Nauk Umet Odd Med Nauki), 2014, 35 (1): 99 - 106.
[3] Sadhukhan M, Saha A, Vara R, et al. Infant case of lysosomal acid lipase deficiency: Wolman's disease[J]. BMJ Case Rep, 2014, dol. 10. 1136/bcr-2013-202652.

非酒精性脂肪性肝病

· 临床资料 ·

男孩 8 岁，稍胖，因生长迟缓而就诊。体检发育基本良好，肝肿大，B 超显示脂肪肝，肝硬化，谷丙转氨酶（GPT）轻度升高，初步考虑脂肪肝，但临床无肝硬化表现，随后进一步彩超、CT、MRI 均一致确诊脂肪肝、肝硬化。因 Fibroscan 不提示肝纤维化，故建议肝活检，活检病理诊断脂肪肝、肝硬化。患者转至上海请脂肪肝专家会诊，专家建议先病理会诊。

· 病理特点 ·

复查切片显示肝细胞弥漫性脂肪变性（脂肪变＞66%，非酒精性脂肪性肝炎活动指数 NAS3）（图 4 - 1 - 4A），非脂肪变肝细胞无气球样变（NAS0）（图 4 - 1 - 4B）。小叶内和门管区无炎症及纤维增生，即病理上无肝纤维化和肝硬化证据。

· 会诊病理诊断 ·

非酒精性脂肪性肝病（non-alcoholic fatty liver disease, NAFLD）。NAS＝3（including steatosis 3, ballooning 0, necrotic foci 0, total 3），临界性 NASH（NASH-borderline）（NAS≥5 才能判断为非酒精性脂肪性肝炎，NAS＝3～4 为临界 NASH）。按照 EASL（2016）诊断为单纯脂肪肝（pure steatosis）。

· 病理解读 ·

本例外院病理医师把区域性肝细胞脂肪变性认为增生结节，把非脂肪变性的暗区误认为纤维化，而没有作 Reti、Masson 染色进一步确定，结合临床各种影像学诊断，被影像学结果"绑架了"，做出肝硬化的错误病理诊断。

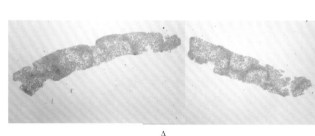
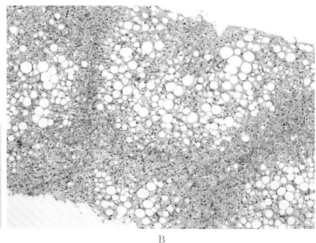

图 4-1-4　非酒精性脂肪性肝病肝穿刺标本

• **临床点评与讨论** •

NAFLD 是胰岛素抵抗和遗传易感性密切相关的代谢应激性肝损伤，是代谢综合征的重要组分，肥胖、血脂紊乱、糖尿病和代谢综合征是其肯定的危险因素；疾病谱包括单纯性脂肪肝（NAFL）、非酒精性脂肪性肝炎（NASH）以及肝硬化和隐源性肝硬化。NAFLD 具体发病机制仍未完全明白，比较公认的是该病为复杂基因关联性疾病，肥胖基因、胰岛素抵抗基因、脂肪酸代谢相关基因等均与其发病相关。

儿童脂肪肝患者如果年龄非常小且体重正常应考虑单因素所致慢性肝病，如脂肪酸氧化缺陷、溶酶体贮积病和过氧化物酶体疾病，同理对于类似的成人亦应考虑到这些疾病的可能。NAFLD 诊断前需排除：①酒精性肝病，即患者无饮酒史或饮酒折合乙醇量<140 g/周（女性<70 g/周）；②病毒性肝炎、药物性肝病、自身免疫性肝病等可导致肝脂肪变性的特定疾病。

参 考 文 献

[1] Chalasani N，Younossi Z，Lavine J E，et al. The diagnosis and management of non-alcoholic fatty liver disease：practice Guideline by the American Association for the Study of Liver Diseases，American College of Gastroenterology，and the American Gastroenterological Association[J]. Hepatology，2012，55(6)：2005-2023.

[2] Newsome P N，Allison M E，Andrews P A，et al. Guidelines for liver transplantation for patients with non-alcoholic steatohepatitis [J]. Gut，2012，61(4)：484-500.

[3] Arienti V，Aluigi L，Pretolani S，et al. Ultrasonography (US) and non-invasive diagnostic methods for non-alcoholic fatty liver disease (NAFLD) and early vascular damage. Possible application in a population study on the metabolic syndrome (MS)[J]. Intern Emerg Med，2012，7 Suppl 3：S283-S290.

[4] 范建高. 中国非酒精性脂肪性肝病诊疗指南（2010 年修订版）[J]. 中国医学前沿杂志(电子版)，2012，7：4-10.

酒 精 性 肝 炎

• **临床资料** •

男性，45 岁，肝损伤原因待查。外院病理诊断慢性肝炎，会诊要求明确病因。

• **病理特点** •

复查肝穿刺标本显示小叶结构凌乱，局部假小叶形成（图 4-1-5A），小叶内散在点状坏死，门管区中等炎症。肝细胞弥漫性脂肪变性伴局部胆汁淤积，毛细胆管扩张伴胆栓形成（图 4-1-5B~D）。肝细胞内易见马洛里小体（Mallory body），提示酒精性肝炎。询问患者，有多年饮酒史，每天饮白酒半斤已 18 年。HBV、HCV(—)。

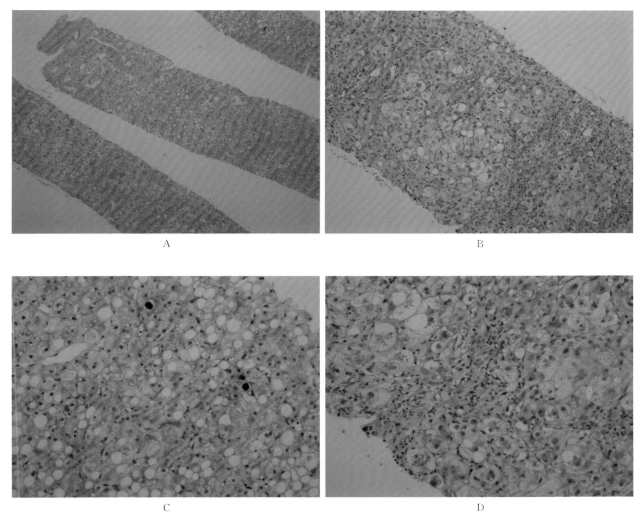

A

B

C

D

图 4‑1‑5　酒精性肝炎肝穿刺标本

- **会诊病理诊断** •

酒精性肝炎早期肝硬化。

- **病理解读** •

当中年男性肝穿刺显示慢性肝炎的硬化背景上

弥漫性肝细胞脂肪变性和马洛里小体，HBV（－）、HCV（－），无糖尿病和肥胖症，应考虑酒精性肝病。患者有 18 年饮酒史，本例诊断明确。

第二节　肝淀粉样变

• **临床资料** •

男性,28岁,肝肿大原因待查。肝活检切片经多家医院病理会诊均无明确诊断。其中一家医院病理科对切片做刚果红染色,但不知所云,却建议至某医院会诊。该医院会诊后认为是非肿瘤性肝病,又把这难得一见的病例转给笔者。

• **病理特点** •

自带蜡块重新切片显示肝穿刺标本肝索明显萎缩(图4-2-1A,绿色箭头),肝窦内充满伊红无定形物质沉积(图4-2-1B,蓝色箭头),刚果红染色呈猩红色(图4-2-1C)。偏光镜下刚果红阳性反应,显示特征性苹果绿双折光(图4-2-1D),表明该物质为淀粉样蛋白质。询问病史过程中,患者口齿不清,舌不能伸出,把舌硬拉出,舌巨大,两侧齿痕明显。尿常规显示蛋白尿,心电图显示心律紊乱。巨舌症是淀粉样变的特征性表现。

• **会诊病理诊断** •

肝淀粉样变(hepatic amyloidosis)。

• **病理解读** •

这是一种极为罕见的肝病,诊断关键是萎缩肝索之间充满伊红色无定形物质。本例舌、肝、肾、心均有累及,系全身性疾病,熟悉其临床表现对病理诊断极有帮助。

• **临床点评与讨论** •

本例患者的肝活检切片曾经多家医院病理会诊均无明确诊断,说明目前对肝淀粉样变的病理表现认识不足,有待加强。

本例的另一亮点在于,以肝脏病理为线索,从而进行有针对性的问诊和查体,进而临床与病理相互印证,进一步明确诊断。因此,熟悉淀粉样变的临床表现对诊断十分重要。

淀粉样变的临床症状取决于累及的器官及器官受累的程度。早期一般出现非特异症状,以乏力、疲劳和体重减轻最为常见。随病程进展则因累及肾、肝、心等而出现相应症状。大量淀粉样蛋白沉积可导致显著的肝脏肿大,但很少引起严重的肝功能损害。肾病综合征常出现在继发性淀粉样变患者中。肾脏病变进展导致的肾衰竭是淀粉样变的重要死因。心脏受累可表现为传导阻滞、限制性心肌病等,原发性淀粉样变患者晚期常因心律失常、心力衰竭死亡。舌肿大是原发性淀粉样变较为特异性的临床表现,一般表现为舌弥漫性肿大,两侧常有齿痕。舌肿大虽然仅在约15%的原发性淀粉样变患者中出现,但一旦出现,高度提示原发性淀粉样变。

系统性淀粉样变总体预后较差,确诊后中位生存时间仅1~3年。影响预后的最重要因素是心脏受累。目前对各型淀粉样变缺乏特异、有效的治疗。AA淀粉样变的治疗关键是积极治疗能诱发本病的原发疾病。标准的AL淀粉样变治疗是口服苯丙氨酸氮芥(美法仑)和泼尼松,此疗法能延长病人中位生存期,然而并不能明显地改善临床症状及器官功能。

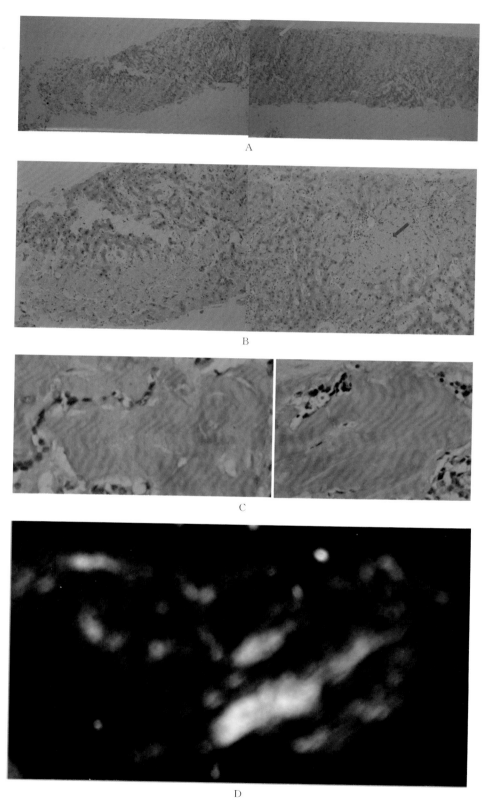

图 4 - 2 - 1　肝淀粉样变性肝穿刺标本

第三节　糖原贮积症

• **临床资料** •

女孩，4岁，肝肿大原因待查。

• **病理特点** •

肝活检显示肝小叶结构破坏，代之以假小叶形成（图4-3-1A），Reti染色显示肝硬化（图4-3-1B）。肝细胞弥漫性肿大，胞质空如洗，胞膜清晰，肝细胞呈窗格样排列（图4-3-1C、D），PAS染色显示肝细胞含丰富糖原（图4-3-1E），D-PAS染色显示部分肝细胞内含有不被淀粉酶消化的异常糖原凝聚块（图4-3-1F）。这是糖原贮积症的特征性染色。

• **病理诊断** •

糖原贮积症（glycogen storage disease，GSD）。

• **病理解读** •

肝细胞具有贮存糖原的功能，任何一份肝活检标本，做PAS染色，肝细胞均呈阳性结果。经淀粉酶消化后D-PAS染色，肝细胞内糖原完全被消化而不着色。而糖原贮积症时，肝脏贮积的是一种不被淀粉酶消化的异常糖原，所以一旦D-PAS染色肝细胞内有异常糖原凝聚块，再结合HE染色切片中肝细胞肿大，胞质空如洗。糖原贮积症确诊无疑。请务必不要把PAS染色（＋）作为糖原贮积症的诊断依据，这种错误屡见不鲜。

• **临床点评与讨论** •

糖原贮积症是一组因为糖原代谢通路中酶的缺陷，导致糖原在组织中异常累积的遗传性疾病。肝脏既负责糖原的合成也负责糖原的降解代谢，因此肝低血糖性糖原贮积症的主要表现为两方面，即糖原过度堆积造成的肝肿大和糖原不能分解造成的低血

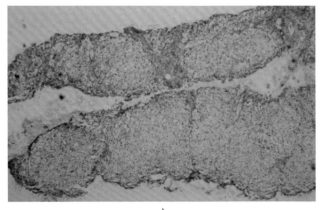
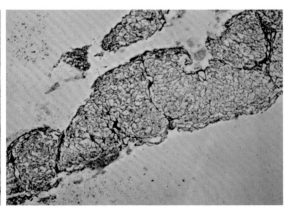

A　　　　　　　　　　　　　　　　B

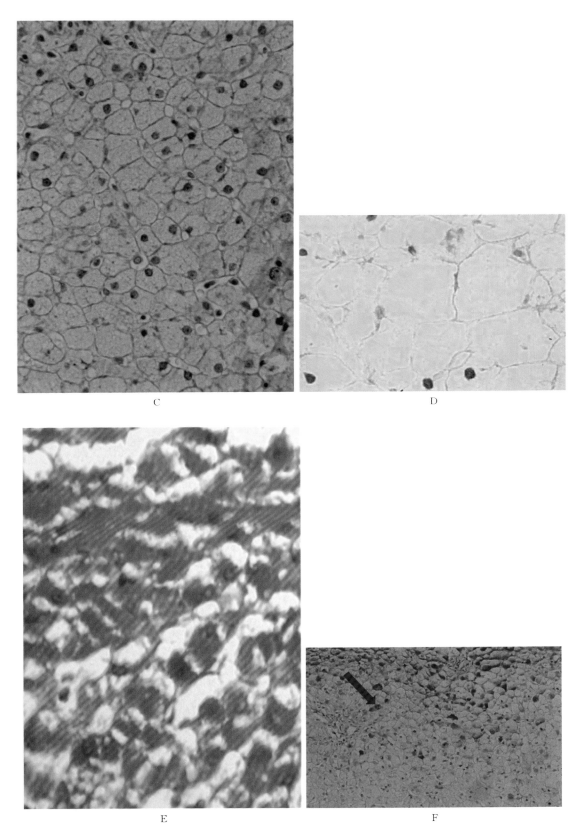

C

D

E

F

图 4-3-1 糖原贮积症

糖。其中，以葡萄糖-6-磷酸酶缺乏的Ⅰa型糖原类疾病最为常见，表现为出生即出现低血糖，长期且频发致脑细胞发育受损，智力低下，发育迟缓；肝脏肿大；脂肪动员增加导致高脂血症；酮症及乳酸酸中毒；肾脏糖原沉积引起肾脏损害。

GSD的表型众多，诊断需要结合临床表现、相应的实验室检查和肝穿刺标本病理检查。肝低血糖性疾病患者对胰高血糖素和肾上腺素的升血糖反应迟钝，有助于诊断。具体类型确诊有赖于基因检测。

本病预后与具体酶缺陷的类型相关。大多数GSD缺少特异的治疗手段，多餐饮食是治疗肝低血糖性糖原贮积症的合理方法。夜间持续静注高糖类静脉营养液以及进食玉米淀粉能缓解Ⅰ型患者生化异常并正常生长。

第四节 α₁－抗胰蛋白酶缺乏症

- **临床资料**

男孩,7 岁,肝硬化原因待查。

- **病理特点**

肝活检标本显示肝硬化(图 4 - 4 - 1A、B)。肝细胞内见均质伊红色小球体(玻璃小球)(图 4 - 4 - 1C),PAS 显示小球阳性着色(图 4 - 4 - 1D),D - PAS 显示小球(＋),表明小球不被淀粉酶消化(图 4 - 4 - 1E)。

- **病理诊断**

CH - G2S4。本例 HBV(－)、HCV(－),Copper (－),肝细胞内含有 D - PAS 染色(＋)玻璃小球,高度怀疑为 α₁ -抗胰蛋白酶缺乏症(alpha 1-antitrypsin deficiency, AATD),请临床进一步基因检测确诊。

- **病理解读**

本例临床和病理均已除外 CHB、CHC、Wilson病,显示为原因不明的肝硬化。肝细胞内显示均质伊红色小球体,D - PAS 染色(＋),高度怀疑为 AATD。很遗憾,临床医生反馈:病童家长拒绝进一步基因检查。

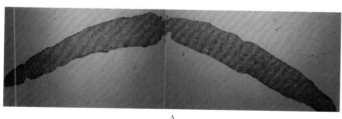

A

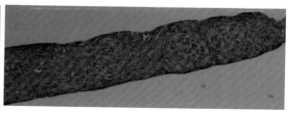

B

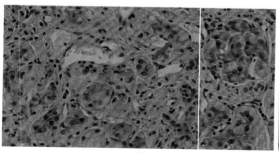

C

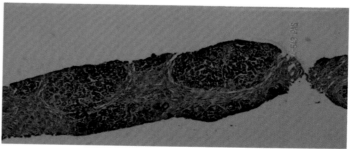

D

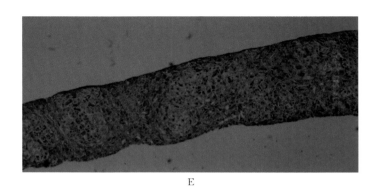

E

图 4 - 4 - 1 疑似 AATD 所致肝硬化

• 临床点评与讨论 •

本例患者年仅 7 岁，已出现肝硬化，在排除 CHB、CHC 等我国常见肝硬化病因后，高度怀疑遗传代谢类疾病。肝活检标本显示在肝硬化的背景下肝细胞内可见均质伊红色小球体（玻璃小球），且 D - PAS 染色（＋），虽然没有基因检测确诊，但临床表现与病理征象仍高度怀疑 AATD。α_1 -抗胰蛋白酶缺乏症是白种人后裔的最常见的遗传代谢性疾病之一，而我国 α_1 -抗胰蛋白酶缺乏症极其罕见，仅有个案报道。

患者肝活检标本中均质伊红色小球体 PAS 染色及 D - PAS 染色（＋），其本质是肝脏合成的异常抗胰蛋白酶不能转运出内质网而在肝细胞内沉积所致。沉积物的大小和数量随年龄增长，在新生儿及儿童中可不明显，年长患者中直径可达 40 μm。肝细胞的损伤也与病程及年龄相关。新生儿为胆汁淤积性肝病及新生儿肝炎，儿童及青少年可出现肝硬化，成人可出现慢性肝炎及肝硬化表现。本例患者已经表现为肝硬化。

AATD 患者的临床表现受等位基因表型、年龄、病程等影响。尽管与肝病相关的症状在病程任何阶段均可出现，但一般而言 AATD 相关肝病发病年龄成双峰型，分别是婴幼儿时期与 50 岁左右。患 AATD 的新生儿中 10％～20％出现胆汁淤积，儿童、青少年及成人则可出现与慢性肝炎、肝硬化及肺部疾病相关症状，许多患者可以肝硬化为首发表现。PiZZ 基因型的患者 2％～3％会出现肝癌，多数有肝硬化背景。

第五章

铜和铁代谢障碍病例

第一节　铜代谢障碍

肝豆状核变性

• **临床资料** •

　　男孩，9岁，原因不明肝损，外院病理诊断肝硬化。会诊要求明确肝硬化病因。

• **病理特点** •

　　复查切片显示肝穿刺标本小叶结构破坏，代之以假小叶形成（图5-1-1A、B），纤维间隔内界面肝炎（图5-1-1C），肝细胞脂肪变性伴肝细胞核空泡状变性及核内伊红色包涵体形成（图5-1-1D，蓝色箭头为包涵体），Rhodanine铜染色显示肝细胞蓝灰色铜颗粒沉着（图5-1-1E）。

• **会诊病理诊断** •

　　CH-G3S4/肝硬化，活动性。结合临床HBV（－）、

HCV（－），肝细胞内大量铜沉着，高度疑为肝豆状核变性（Wilson's disease，WD），请临床医生进一步检查确诊。临床医生反馈：血、尿铜检测和基因检查均符合WD诊断。

• **病理解读** •

　　本例诊断要点是在有肝炎肝硬化的背景上，散在肝细胞脂肪变性和肝细胞核空泡状变，结合临床HBV（－）、HCV（－）及Rhodanine铜染色显示蓝灰色颗粒是病例诊断WD关键。

• **临床点评与讨论** •

　　本例患者9岁即发生肝硬化，找到病因很关键。我国肝硬化多由病毒感染引起，通过HBV、HCV抗

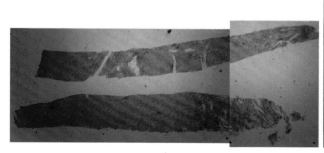

A

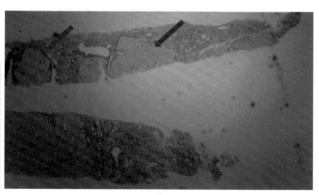

B

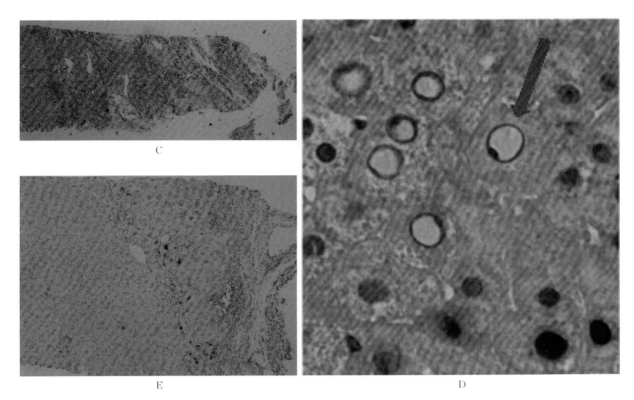

图 5-1-1 肝豆状核变性

体阴性排除后,结合患者年龄,首先考虑先天性疾病。由于肝豆状核变性的肝脏表现不具特异性,及时做 Rhodanine 铜染色并结合血、尿铜检测等才能确诊。另外,考虑到我国儿童肥胖的发病率逐年上升,仍需将本例中的肝细胞脂肪变性与脂肪肝鉴别。

肝豆状核变性的肝脏表现多样,包括急性肝炎、慢性肝炎、肝硬化,甚至可以引起肝衰竭,而绝大多数患者呈慢性发展演变成大结节性肝硬化。本例是在临床表现为慢性肝炎期进行的肝活检。该病的一线药物为促铜排泄的青霉胺或三乙基四胺,也可辅以减少肠道铜吸收的锌剂。这些药物需终身服用,直到实行肝移植。

肝豆状核变性基础上发生急性肝功能衰竭

- **临床资料**·
  男性,37 岁,因肝硬化肝功能衰竭行肝移植。
- **病理特点**·
  移植标本体积缩小,显示在肝硬化背景上有古铜色大结节(图 5-1-2A)。HE 染色显示肝硬化背景上有大块和亚大块肝坏死(图 5-1-2B),肝细胞核空泡状变性及核内伊红色包涵体形成(图 5-1-2C)。Rhodanine 铜染色显示肝细胞内蓝灰色铜颗粒沉着(图 5-1-2D)。结合临床 HBV(一)、HCV(一),

无饮酒史,无肥胖症,提示肝豆状核变性。
- **病理诊断**·
  在肝豆状核变性肝硬化的基础上,急性肝功能衰竭(ALF on Wilson's disease)。
- **病理解读**·
  本例为一罕见的 WD 肝硬化基础上发生的急性肝功能衰竭(ALF)。本例临床和病理首诊肝硬化病因不明,故复读切片,仔细寻找破解病因的蛛丝马迹。肝细胞空泡状糖原核进入视野。这种空泡状核

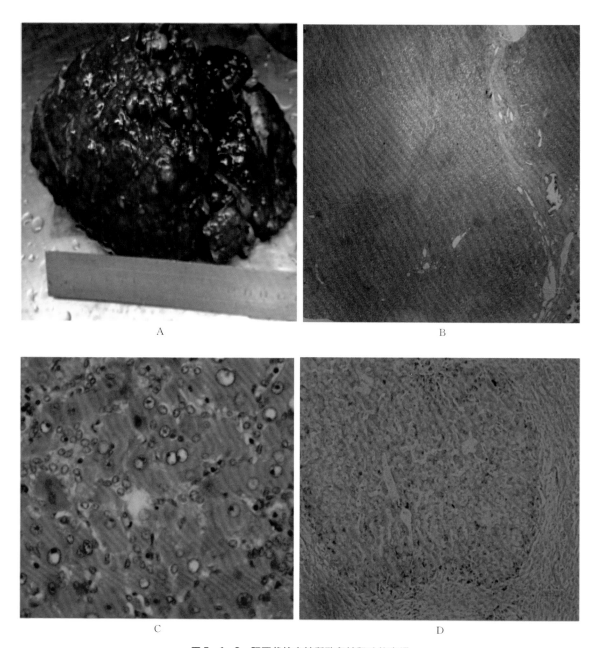

A

B

C

D

图 5‐1‐2　肝豆状核变性所致急性肝功能衰竭

常见于 NASH、ASH、糖原贮积症和 WD。本例患者无糖尿病、肥胖症，无饮酒史，组织病理学也未显示 NASH 和 ASH 特点，成人不考虑糖原贮积症，所以考虑 WD。立即复查大体标本，显示古铜色大结节肝硬化，系典型 WD 大体形态，随后 Copper 染色显示肝细胞内铜沉着。至此，从病理角度确诊本例 WD，但 WD 发生急性肝功能衰竭（ACLF）极为罕见，必须除外合并病毒性肝炎。本例 HAV‐

HEV（－），排除病毒性肝炎诱发 ALF，还应除外 DILI，本病例切片未显示 DILI 病理变化，完全除外 DILI。带着问题，复读切片，有助于破解疑难肝病。

• **临床点评与讨论** •

　　不同于上一例，本例是在临床表现为肝衰竭时进行的肝移植。大体图像的古铜色结节和 Rhodanine 铜染色指向肝豆状核变性的诊断。但仍需与其他原因引起的急性重症肝炎鉴别,包括病毒性肝炎、自身免疫性肝炎、药物性肝炎等。除了肝硬化背景可以提示既往慢性疾病外,还需检测病毒抗体、自身抗体,仔细询问用药史。临床上的其他实验室检查如血浆铜蓝蛋白,头颅 MRI,*ATP7B* 基因检测等可以确诊肝豆状核变性。

肝豆状核变性所致肝硬化

· 临床资料 ·

女性,56 岁,反复肝功能损害,临床诊断为自身免疫性肝炎(AIH),使用激素治疗多年无效。患者因慢性肝功能衰竭行肝移植手术。

· 病理特点 ·

全肝标本小时大结节性肝硬化,呈典型古铜色(图 5-1-3A、B),镜下显示肝硬化伴轻度脂肪肝(图 5-1-3C),伴界面肝炎和桥样坏死,坏死区肝细胞再生小结节形成(图 5-1-3D),见肝细胞核呈空泡状糖原核(图 5-1-3E),多处取材均提示门管区无明显的浆细胞浸润和坏死边缘肝细胞呈花环样排列不明示。基于本例病理上 AIH 诊断依据不足,复查患者病史,自发病以来多次抗核抗体(ANA)、SMA 检查均为阴性,HBV(一)、HCV(一)。而本例标本呈古铜色大结节肝硬化,肝细胞轻度脂肪变性和空泡状核,考虑肝豆状核变性,故切片做 Copper 染色,显示空泡状核肝细胞胞质内铜沉着(图 5-1-3F、G)。

· 病理诊断 ·

肝豆状核变性肝炎肝硬化(Wilson's disease-CH-G4S4)。

· 病理解读 ·

本例临床 ANA、SMA(一),激素治疗无效,病理上又未显示浆细胞浸润和肝细胞花环样排列。而大体标本呈古铜色,肝细胞核空泡状变伴轻度脂肪肝提示肝豆状核变性,Copper 染色显示空泡状核肝细胞内铜沉着是至关重要的病理确诊依据。根据 2015 年 AIH 诊治指南,鉴别诊断中 AIH 的鉴别诊断包括肝豆状核变性。包括本例患者,我们已遇到两例 WD 误诊为 AIH 的病例。所以当用激素治疗 ANA(一)的 AIH 无效者,必要时应检测血、尿铜以除外 WD。

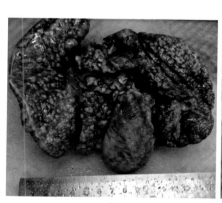

A

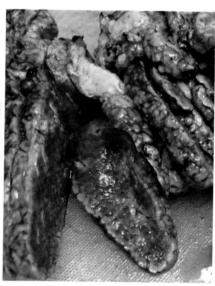

B

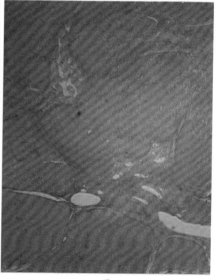

C

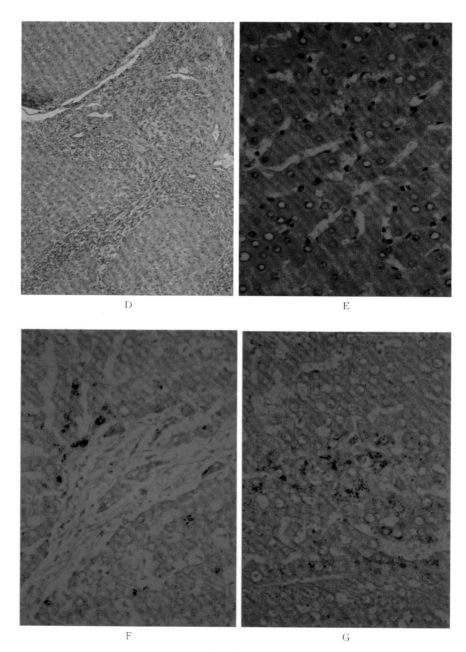

图 5 - 1 - 3　肝豆状核变性所致肝硬化

第二节　铁代谢障碍

血　色　病

• **临床资料** •

　　女性,39岁,外院肝活检病理诊断:CH - G1S2伴胆汁淤积。会诊要求明确慢性肝炎病因。

• **病理特点** •

　　复查切片显示肝小叶结构破坏,代之以假小叶形成(图 5 - 2 - 1A)。Reti & Masson 染色显示肝硬化(图 5 - 2 - 1B、C)。门管区和纤维间隔界面肝炎(图 5 - 2 - 1D,蓝色箭头)和桥样坏死(图 5 - 2 - 1D,红色箭头)。肝细胞内弥漫性铁锈色粗颗粒沉着,肝窦库普弗细胞内吞噬大量色素颗粒(图 5 - 2 - 1E)。Perls blue 染色显示强阳性,表明肝细胞内大量铁沉着(图 5 - 2 - 1F)。

• **病理诊断** •

　　CH - G3S4/肝硬化,活动性。结合肝细胞内大量铁沉着,高度疑为血色病(haemochromatosis,HAE),请临床医生进一步检查确诊。临床医生反馈:确诊血色病。

• **病理解读** •

　　本例诊断要点是肝细胞内大量铁锈色颗粒,其与胆汁淤积不一样,胆汁为黄绿色颗粒,往往伴毛细血管扩张胆栓形成。Perls blue 染色显示强阳性表明肝细胞内大量铁沉着,是病理诊断血色病的关键。

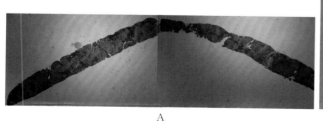

A

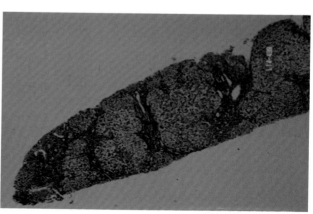

B

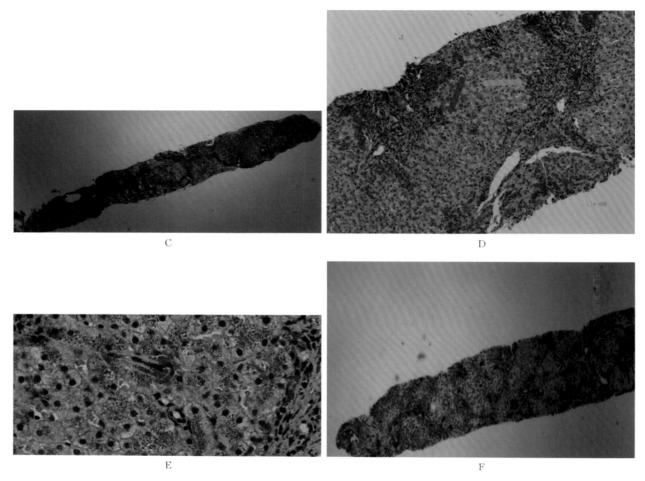

图 5-2-1　血色病肝穿刺标本

• **临床点评与讨论** •

　　本例是不明原因肝硬化伴胆汁淤积，但病理可见大量铁沉着。有多种病因导致的肝硬化都可见铁沉着。血色病铁沉着的典型表现是主要在肝细胞内沉积，小叶周围的肝细胞内最明显，从周围到中央可呈梯度改变。但是其他原因导致的肝病中也可有此表现，如 Gilbert 综合征。而病毒性肝炎导致的铁沉积多在肝窦细胞及汇管区的吞噬细胞和内皮细胞，组织学特点通常是间质性的。酒精性肝硬化患者体内铁调素水平也下降，导致铁沉积在呈灶状分布的气球样变肝细胞内。大量输血造成铁过载，铁最先会沉积在库普弗细胞，随着病程进展才会出现在肝细胞。故临床上仍需仔细鉴别其他继发性病因，靠基因突变检测等实验室检查才能最终确诊血色病。

血色病基础上发生慢加急性肝功能衰竭

• **临床资料** •

　　男性，57 岁，因肝功能衰竭行肝移植术。

• **病理特点** •

　　移植肝标本切面在肝硬化背景上显示铁锈色结节（图 5-2-2A）。HE 染色（图 5-2-2B）和 Reti 染色（图 5-2-2C）显示肝硬化，HE 染色显示在肝硬化背景上有大块和亚大块（图 5-2-2B，蓝箭头）坏死，胆管内大量胆汁淤积伴胆栓形成（图 5-2-

2D)。肝细胞内大量铁锈色色素颗粒沉着(图5-2-2B)。Perls blue 染色阳性,表明为铁沉着(图5-2-2E)。HAV(一)、HEV(一),无服药史。

· 会诊病理诊断 ·
　　在血色病肝硬化的基础上,慢加急性肝功能衰竭(ACLF on haemochromatosis)。

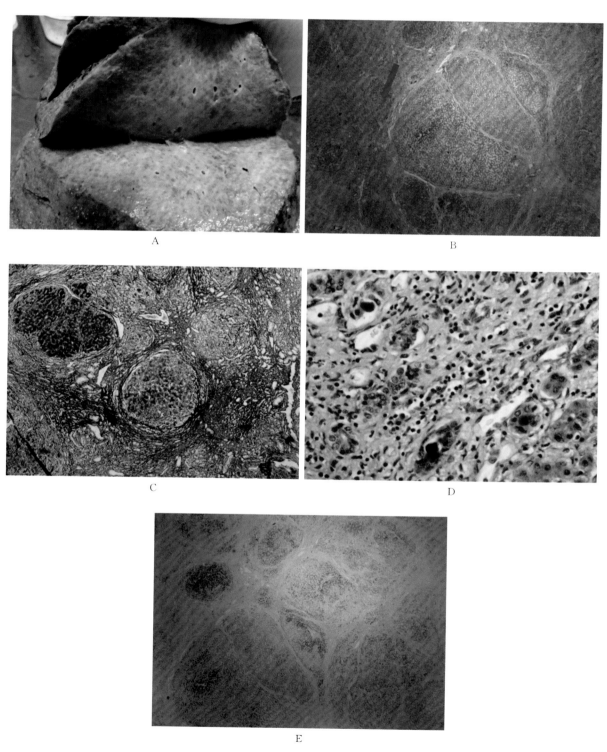

图5-2-2　血色病致慢加急性肝功能衰竭

· 病理解读 ·

本例为罕见 HAE 慢加急性肝功能衰竭。临床没有提供肝硬化病因资料，但铁锈色肝硬化结节是血色病的特征性大体病理改变，肝细胞内大量铁锈色粗颗粒，Perls blue 染色强阳性，了解这些病理变化是破解本例和其他肝病鉴别诊断的关键。当然本例也应在临床和病理上除外酒精性肝炎和 DILI 引起的 ACLF。

· 临床点评与讨论 ·

本例的表现是急性重症肝炎伴大量铁沉着，除考虑血色病外，也需与其他原因引起的肝衰竭鉴别，包括病毒性肝炎、自身免疫性肝炎、药物性肝炎等。除了肝硬化背景可以提示既往慢性疾病外，还需检测肝炎病毒、自身抗体，仔细询问用药史、饮酒史等。

血色病早期虽然有肝脏肿大，但肝功能可无异常。肝硬化形成后，可出现血清转氨酶轻度升高，凝血酶原时间延长，血清白蛋白降低等表现。若未经治疗，25% 的血色病死因为肝功能衰竭。

第六章

自身免疫性肝病病例

随着抗病毒治疗 CHB 和 CHC 得到有效控制,使得自身免疫性肝病(autoimmune liver disease,ALD)悄然进入临床和病理医师的视野。ALD主要发生于中年女性,血液中出现自身抗体 ANA 或 AMA(AMA - M2)及免疫球蛋白升高等。

第一节　暴发性自身免疫性肝炎

• **临床资料** •

患者女性,51 岁,临床诊断为急性肝功能衰竭,外院肝活检病理诊断为肝硬化伴急性肝功能衰竭(ACLF)。因当地治疗过程中病情急转直下,患者提出转复旦大学附属华山医院,主管医师把病理切片交给患者家属,嘱会诊要求明确病因。

• **病理特点** •

复查切片显示广泛大块和亚大块肝坏死(图 6 - 1 - 1A),坏死区见明显浆细胞浸润(图 6 - 1 - 1B),

CD138 染色显示浆细胞呈阳性表达(图 6 - 1 - 1A),Reti 染色显示网状支架广泛塌陷尚未纤维化(图 6 - 1 - 1A)。

• **会诊病理诊断** •

大块和亚大块肝坏死。备注:结合患者中年妇女,肝炎病毒标志物阴性,无服药史,提示重症 AIH。请临床检查 ANA 等以进一步确诊。临床医生反馈:ANA 强阳性(滴度＞1：1 000)。最后病理诊断:暴发性 AIH。立即应用泼尼松龙,病情迅速改善。

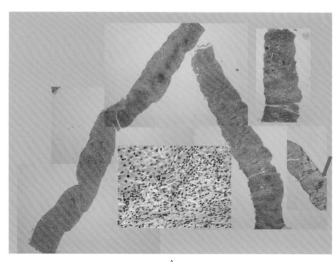

A

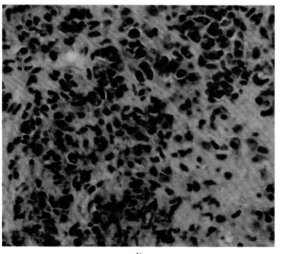

B

图 6 - 1 - 1　暴发性 AIH

· 病理解读 ·

暴发性自身免疫性肝炎极其罕见。本例诊断要点是中年妇女,肝炎病毒标志物阴性,无服药史,病理组织学显示坏死区大量浆细胞浸润,是提示 AIH 的关键。建议检查 ANA,方得以确诊。本病例外院未做 Reti 染色,把坏死边缘残留的肝组织误认为肝硬化,从而误诊为慢加急性肝功能衰竭。由于及时调整治疗方案,使得该患者救护车入院,1 个月后笑嘻嘻步出复旦大学附属华山医院。

· 临床点评与讨论 ·

自身免疫性肝炎多表现为慢性肝病,但约 1/4 的 AIH 患者可呈急性发作,甚至如本例般进展为急性肝功能衰竭。故而对于不明原因的肝功能异常患者均应考虑 AIH 的可能。除此以外,部分慢性 AIH 患者亦可长期无明显症状,在此基础上亦可突然发生肝炎的加重。急性起病的 AIH 实际上正包括了这两种情况:慢性肝病基础上的急性恶化以及无基础慢性疾病的急性 AIH。其通常具有病程短、无明确既往肝病史、症状重、血清学异常较明显的特征。在临床上,不少急性起病的 AIH 患者,尤其是急性非重症 AIH 患者,常缺乏自生抗体阳性以及 IgG 水平升高的特点。因此,在急性 AIH 的诊断中,两种 IAIHG 积分系统的敏感性皆不足 50%,病理诊断也因此成为了极其重要的一环。

第二节　自身免疫性肝炎

• **临床资料** •

　　女性，61 岁，反复肝病 20 余年，因门静脉高压行脾切除，做肝脏小块楔形切取活检。外院病理诊断：肝硬化。会诊要求明确病因。

• **病理特点** •

　　复查切片显示肝硬化（图 6 - 2 - 1A），纤维间隔内界面性肝炎（图 6 - 2 - 1B），大量浆细胞浸润（图 6 - 2 - 1C），相邻肝细胞呈花环样排列（图 6 - 2 - 1C），其中一个增生结节中可见微灶性癌结节（nodule in nodule）（图 6 - 2 - 1D、E）。

• **会诊病理诊断** •

　　CH - G3S4，活动性慢性肝炎肝硬化伴微灶肝癌。

备注：结合患者为中年妇女，HBV（-）、HCV（-），提示 AIH，请临床医生检查 ANA 等以进一步确诊。临床医生反馈：ANA（+）。

• **病理解读** •

　　本例诊断要点是患者组织病理学显示典型界面肝炎，浆细胞浸润和肝细胞花环"三联征"，患者为中年妇女，有反复肝损伤 20 余年，HBV（-）、HCV（-），建议检查 ANA 得以确诊。此外，本例还为难得一见的自身免疫性肝炎肝硬化伴微灶肝细胞癌。

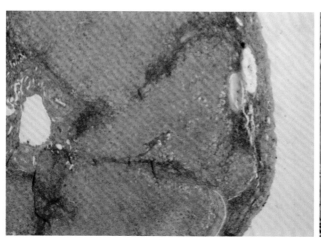

A

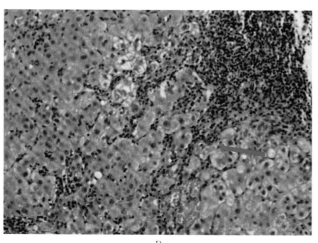

B

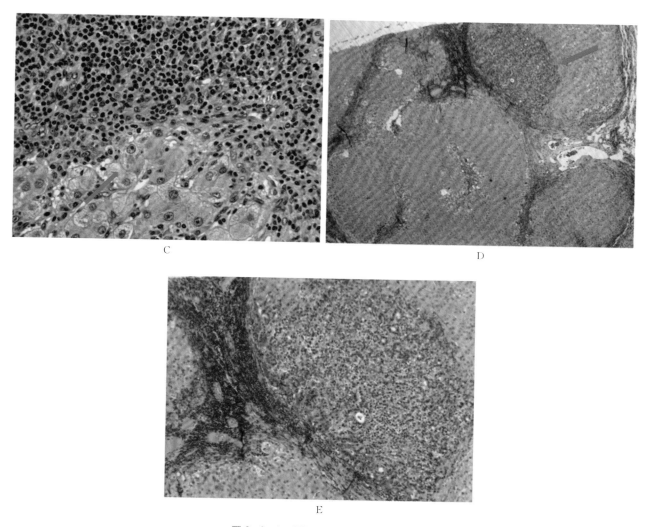

图 6-2-1 AIH 致肝硬化伴肝细胞癌

· 临床点评与讨论 ·

自身免疫性肝炎一般为慢性肝病表现。约 1/3 的患者确诊时已存在肝硬化表现,少数患者更是以肝硬化并发症(如食管胃底静脉曲张破裂出血引起的呕血、黑便)为首发表现。此外,约 10%～20% 的患者无明显症状,仅为长期血清转氨酶异常,多因其他原因查肝功能时意外发现,但此类患者进展至肝硬化的危险性与有症状患者相近。AIH 还可在女性妊娠期或产后首次发病,此时及时诊断和处理对确保母婴安全尤为重要。部分 AIH 患者病情可呈波动性发展或间歇性发作,临床症状和生化异常可自行缓解甚至消失,但不予治疗则多会复燃,且缓解期间肝脏组织学仍表现为慢性炎症的持续活动,不及时处理则会持续向肝纤维化进展。

临床上遇到不明原因的肝功能异常、肝硬化的中年女性患者,均应想到 AIH 的可能。

第三节 原发性胆汁性肝硬化

- **临床资料**

女性，46岁，因 PBC 晚期失代偿行肝移植。术后病例诊断为肝门管区炎症。临床医生收到报告后十分意外。因为患者多年前曾行肝活检，当时由笔者明确诊断为 PBC，现临床医生要求笔者复片以明确诊断。

- **病理特点**

复查第一次肝活检切片，门管区明显扩大（图 6 - 3 - 1A、B），大量淋巴细胞以变性坏死胆管为中心形成淋巴滤泡样结构，并形成胆管坏死性肉芽肿（图 6 - 3 - 1C、D）。肝细胞再生结节被水肿样纤维间隔包绕，肝细胞呈羽毛状变性，结合临床中年女性，AMA - M2（＋），这是一例典型的 PBC。复查第二次全肝切除标本，显示肝硬化（图 6 - 3 - 1E），门管区坏死性胆管性肉芽肿伴大量淋巴-浆细胞浸润（图 6 - 3 - 1F），符合 PBC 特征性改变。

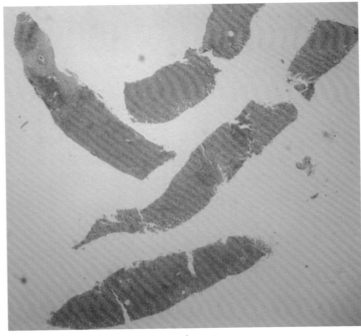

A

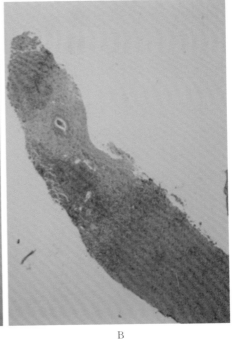

B

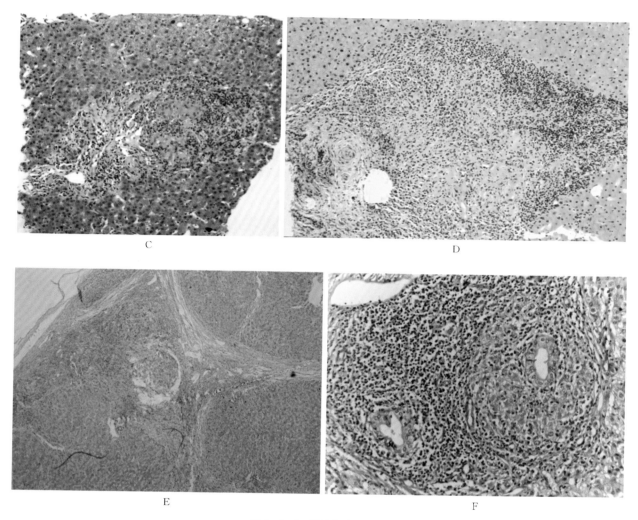

图 6 - 3 - 1 PBC 肝穿刺标本

· 会诊病理诊断 ·

原发性胆汁性胆管炎（primary biliary cholangitis，PBC），PBC-stage4。

· 病理解读 ·

本例肝移植病理误诊。第一在于不尊重他人的首诊结果，要否定他人诊断，必须用事实证明；第二竟然把 PBC 特征性病理变化：非化脓性坏死性胆管肉芽肿轻描淡写为门管区炎症；第三不与临床医生交流，病理申请单中临床诊断栏明确填写 PBC 晚期失代偿，以至与临床诊断严重不符，令人震惊和不可思议，病理科医师应以此为鉴。

· 临床点评与讨论 ·

原发性胆汁性胆管炎是一种慢性胆汁淤积性肝病，多见于中老年女性。其诊断标准为淤胆型生化改变（如碱性磷酸酶升高）、自身抗体阳性（AMA 或 AMA - M2）和肝脏组织病理学符合 PBC，三项标准中符合至少两项即可诊断。

在本病例中，患者肝移植术后第一次读片时病理医生未注意到患者原有的 PBC 诊断，导致病理诊断与原诊断出入较大，临床医生要求复片。复片时见到门管区典型的非化脓性肉芽肿性胆管炎，符合 PBC 改变，加之 AMA - M2 抗体阳性，方才诊断明确。

第四节 原发性硬化性胆管炎

· 临床资料 ·

男性，46 岁，因肝硬化、门静脉高压行脾切除术，肝脏小块楔形活检，外院诊断肝硬化，会诊要求明确病因。

· 病理特点 ·

复查切片显示门管区广泛纤维化伴胆管增生和囊样扩张（图 6 - 4 - 1A），胆管周围纤维呈洋葱皮样（图 6 - 4 - 1B）纤维化，胆管闭塞形成玻璃样纤维球（图 6 - 4 - 1C）。Masson 染色显示小胆管广泛洋葱皮样纤维化（图 6 - 4 - 1D）。

· 病理诊断 ·

原发性硬化性胆管炎（primary sclerosing cholangitis，PSC），晚期。备注：请临床医生 ERCP 检查进一步确诊。临床医生反馈：ERCP 为典型 PSC 图像。

· 病理解读 ·

本例病理诊断要点为门管区小胆管洋葱皮样纤维化，这是 PSC 特征性病理改变。本例仅有弥漫性纤维化，无肝细胞再生结节和假小叶形成，不符合病理概念上的肝硬化。

· 临床点评与讨论 ·

原发性硬化性胆管炎是一种原因不明的肝内外胆管炎症和纤维化，导致的以多灶性胆管狭窄为特征、慢性胆汁淤积病变为主要临床表现的自身免疫性肝病。PSC 多见于中年男性，常合并炎性肠病。患者发生胆管癌的风险较健康人群显著升高。

PSC 缺乏特异性的诊断标志物（如自身抗体），其疾病自然史也存在着高度变异，因此其严格诊断标准尚未建立。目前主要从胆管造影、淤胆型生化改变、除外其他继发性硬化性胆管炎这三方面进行诊断。小部分 PSC 为小胆管型 PSC，病变仅累及肝内小胆管，胆管成像无明显异常发现。此时肝脏活检对于诊断 PSC 至关重要。

原发性硬化性胆管炎临床上主要需要与各类继发性硬化性胆管炎相鉴别。对于病理科医生而言，从 PSC 中鉴别出 IgG4 相关胆管炎是较有意义的，因为两者的治疗及预后各不相同。尤其是当患者有其他 IgG4 相关疾病或镜检发现大量浆细胞浸润、淋巴滤泡形成时更不应忘记 IgG4 相关疾病。目前诊断 IgG4 相关疾病主要依赖于四条标准：①特征性胆管影像学表现：肝内和（或）肝外胆管壁增厚、弥漫或阶段性狭窄；②血 IgG4 水平升高；③合并自免性胰腺炎、IgG4 相关泪腺炎、涎腺炎或 IgG4 相关腹膜后纤维化；④典型病理学改变。IgG4 相关疾病的典型病理学表现为：①标志性淋巴或浆细胞浸润及纤维化；②IgG4 阳性浆细胞浸润，每高倍镜视野下大于 10 个；③轮辐状纤维化；④闭塞性静脉炎。

在本病例中，患者因肝硬化行活检，镜下见小胆管"洋葱皮"样改变，符合 PSC 典型改变，高度提示 PSC。ERCP 检查亦确认了这一点。

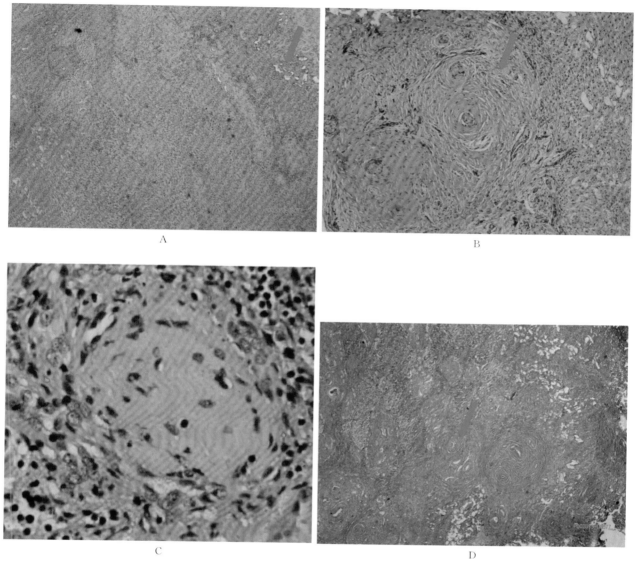

图 6 - 4 - 1 PSC

第五节　AIH 与 PBC 重叠综合征

- **临床资料**

女性,52 岁,因反复肝功能异常行肝活检。外院病理诊断为慢性肝炎,会诊要求明确病因。

- **病理特点**

复查切片显示门管区亚大块肝坏死和重度界面肝炎伴明显浆细胞浸润,相邻肝细胞呈花环样排列(图 6-5-1A、B),及小胆管坏死性肉芽肿伴大量淋巴细胞集聚成淋巴滤泡样结构(图 6-5-1C)。

- **病理诊断**

CH-G4S3。备注:结合患者为中年妇女,反复肝功能异常,HBV(-)、HCV(-),无服药史,提示AIH 与 PBC 重叠综合征,查 ANA、AMA-M2 以进

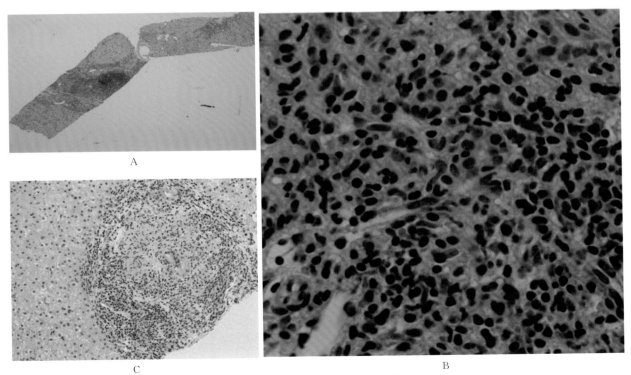

图 6-5-1　AIH 重叠 PBC 肝穿刺

一步确诊。临床医生反馈:为 ANA、AMA – M2 均阳性,AIH 与 PBC 重叠综合征确诊。

· **病理解读** ·

本例病理诊断要点是一份标本中同时显示界面肝炎、伴淋巴-浆细胞浸润、相邻的肝细胞呈玫瑰花环样排列三联征和小胆管坏死性肉芽肿两种特征性病理变化。患者系中年妇女,反复肝损伤,无乙肝、丙肝病史及服药史,故应高度怀疑 AIH 与 PBC 重叠综合征,临床医生反馈患者 ANA(+)、AMA – M2(+),对本例的确诊投了关键一票。

· **临床点评与讨论** ·

患者同时或在病程的不同阶段同时存在两种自身免疫性肝病的临床、血清学、组织学特征,称为自身免疫性肝病重叠综合征。AIH、PBC、PSC 三种疾病可两两重合,但以 AIH 与 PBC 重叠综合征最为常见。IAIHG 提出,AIH 的诊断评分系统专为诊断 AIH 设计,其并不适用于重叠综合征的诊断。目前自身免疫性肝病重叠综合征的诊断标准尚不明确,需要从临床表现、免疫学表现、组织学表现三方面进行综合评估,任意单方面的"重叠"并不足以诊断重叠综合征。

第七章

肝硬化、不明原因门静脉高压病例

肝硬化的组织病理学诊断需符合3个条件：①弥漫性肝纤维化；②肝细胞再生结节形成；③肝小叶结构改变，假小叶形成。组织病理学显示只有弥漫性肝纤维化，无肝细胞再生结节形成称为肝纤维化（hepatic fibrosis）。只有肝细胞再生结节形成且无纤维化，称为结节性增生性再生（hepatic nodular regenerative hyperplasia）。以下这些病例是肝硬化吗？

第一节　肝被膜

· 临床资料 ·

男性,43 岁,腹部手术时外科医师观察到肝表面粗糙,疑为肝硬化,取小块楔形肝活检。外院病理诊断肝硬化。经各种化验和彩超、CT 和 MIR 检查均无肝硬化证据,多次病理会诊,没有人否定肝硬化诊断。由于病理诊断是金标准,是最终诊断,消化科医师不敢贸然否定肝硬化诊断。会诊要求明确肝硬化诊断。

· 病理特点 ·

复查切片显示:包膜下结节形成(图 7 - 1 - 1A～C),Reti 染色显示结节无塌陷的网状纤维包绕。Masson 染色显示结节被胶原纤维包绕。除包膜下以外的肝实质为正常肝组织(红色箭头),既无结节样病灶,也无纤维化。

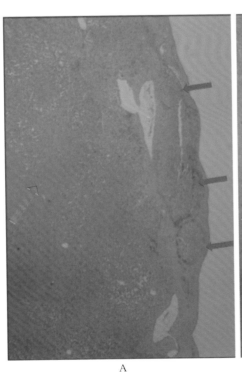
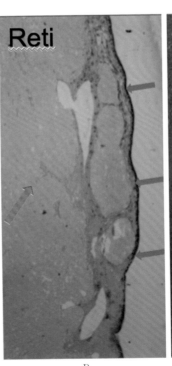
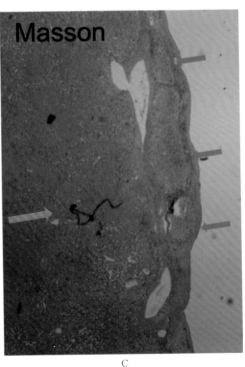

A　　　　　　　　B　　　　　　　　C

图 7 - 1 - 1　肝被膜

· **会诊病理诊断** ·

肝被膜（Glisson's capsule）。

· **病理解读** ·

听完患者病史介绍，笔者脱口而出——肝被膜。多本肝活检专著提及肝被膜误诊为肝硬化的可能。这是肝脏发育过程中血管随肝表面的肝被膜（即出生以后的肝包膜）延伸至肝实质形成门管区，在这个过程中残留的 Glisson 纤维束分隔包膜下肝组织形成所谓结节。这种结节仅局限于包膜下，因肝包膜没有网状纤维（见图 1-1-11），所以这种结节没有慢性肝炎肝细胞坏死、网状支架塌陷包绕、肝细胞再生结节。不了解这一点，往往把肝被膜误诊为肝硬化。本例不符合肝硬化病理诊断 3 个条件，所以排除肝硬化诊断。临床医生反馈：完全同意病理诊断。

· **临床点评与讨论** ·

该病例因手术观察到肝表面粗糙，取小块组织活检，病理切片显示局限在包膜下纤维和结节生成，被诊断为肝硬化而就诊。首诊医师显然没有阅读过肝脏病理学专著，从而把肝被膜误诊为肝硬化。

肝被膜（格利森被膜）系覆盖在肝脏表面，在浆膜和肝实质之间的一层结缔组织构成的纤维膜。尤其在肝门处最为发达，缠绕在肝固有动脉、肝门静脉和肝管及其分支的周围，构成血管周围纤维囊。该囊延续，将延伸入肝实质的血管和胆道系统包绕，进入肝实质时变得致密，又称为格利森鞘（Glisson sheath）。肝门静脉、固有动脉和肝管的各级分支在肝内的走行并被 Glisson 囊包绕所形成的系统即形成 Glisson 系统，是肝脏分段的主要方法之一。

而肝被膜的胶原纤维有时可不规则地延伸入肝实质浅层，常达 0.1～0.2 cm，形成纤维分隔，可将部分包膜下肝组织分隔为结节样结构，但仅局限于包膜下，且无肝细胞坏死、网状支架塌陷包绕、肝细胞再生结节形成等特点。这一正常的分隔结构会造成肝实质结构的变形，当采取楔形活检时，可能呈现"纤维化"的表现而被误读。

肝被膜系肝脏正常生理结构，无需治疗。

参 考 文 献

[1] Petrelli M, Scheuer PJ. Variation in subcapsular liver structure and its significance in the interpretation of wedge biopsies [J]. J Clin Pathol, 1967, 20(5): 743-748.

[2] Burt AD, Portmann BC, Ferrell LD. MacSween's Pathology of the Liver [M]. London: Elsevier Health Sciences, 2012: 26.

第二节 先天性肝纤维化

先天性肝纤维化

• **临床资料** •

男孩 8 岁，因突发性上消化道出血伴黄疸，巨脾，临床诊断肝硬化，外院病理诊断为肝硬化。会诊要求明确肝硬化病因。

• **病理特点** •

复查切片(图 7 - 2 - 1A)显示肝小叶结构紊乱，门管区扩大，广泛纤维化，粗宽纤维间隔内小胆管增生，管腔大小不一，有的呈小囊样扩张，小胆管内胆汁淤积伴胆栓形成(图 7 - 2 - 1B)。Reti 染色显示纤维间隔内无网状支架塌陷(图 7 - 2 - 1C)。Masson 染色显示纤维间隔内胶原纤维组成(图 7 - 2 - 1D)。CK19 染色显示纤维间隔内小胆管增生活跃(图 7 - 2 - 1E)。

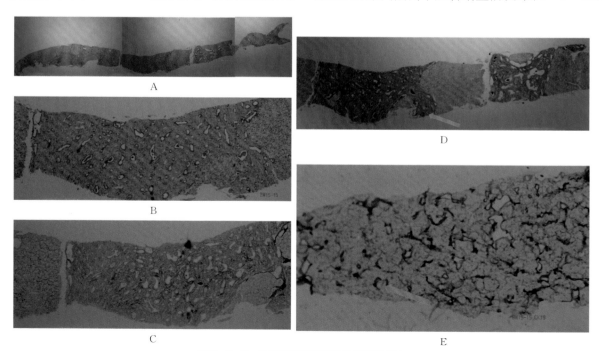

图 7 - 2 - 1 儿童先天性肝纤维化肝穿刺标本

· 会诊病理诊断 ·

先天性肝纤维化（congenital hepatic fibrosis，CHF）。备注：请 B 超检查是否有多发性肝囊肿；临床医生反馈：B 超显示多发性肝囊肿。

· 病理解读 ·

本例门管区广泛纤维化，无肝细胞再生结节，所以是弥漫性肝纤维化，而不是病理意义上的肝硬化。纤维化集中在门管区，小叶内无纤维增生，粗而宽的纤维间隔内无网状支架塌陷，表明并非因肝细胞坏死引起的修复性纤维化。纤维间隔内胆管增生，管腔大小不一，伴胆汁淤积，这是先天性胆管发育异常伴广泛纤维化导致典型窦前性门脉高压。临床表现为 B 超显示肝多发性囊肿，突发性上消化道出血和巨脾及黄疸。

· 临床点评与讨论 ·

在本病例中，患者因门脉高压所致上消化道出血、黄疸、巨脾而发病，当地医院诊断肝硬化似有合理之处。

先天性肝纤维化是一种罕见的遗传性肝病，典型的病理改变即胆管板畸形（ductal plate malformation，DPM）。分门静脉高压型、胆管炎型、混合型、隐匿型 4 种临床类型。该病常与一些肾脏疾病并发，即所谓肝肾纤维囊性病变（hepatorenal fibrocystic diseases，FCDs），如常染色体隐形遗传性多囊肾病（autosomal recessive polycystic kidney disease，ARPKD）等。

超声可见肝实质回声增强，伴或不伴囊性改变，可见脾脏增大以及肾脏纤维囊性病变。MRI、MRCP 可见肝内胆管的不规则和扩张。应行全面的家族史询问、体格检查、特殊辅助检查和分子遗传学检测确诊。肝脏活检是诊断 CHF 金标准。

现今尚无可暂缓或逆转该病组织学改变的针对性治疗，可行并发症，如静脉曲张出血、巨脾、胆管炎等的对症治疗。同时应避免酒精等可能加重病情的情况，巨脾患者应避免剧烈运动。

参 考 文 献

[1] Desmet VJ. Ludwig symposium on biliary disorders — part I. Pathogenesis of ductal plate abnormalities [J]. Mayo Clin Proc，1998,73；80 - 89.
[2] Summerfield JA, Nagafuchi Y, Sherlock S, et al. Hepatobiliary fibropolycystic disease: a clinical and histological review of 51 patients [J]. J Hepatol, 1986,2；141 - 156.

先天性肝纤维化伴血管畸形

· 临床资料 ·

女孩，10 岁，因发现粪便变黑。进一步检查发现食管静脉曲张、巨脾，B 超检查确诊为肝硬化，肝穿刺活检诊断为肝硬化，会诊要求明确肝硬化病因。

· 病理特点 ·

肝穿刺标本显示门管区巨宽纤维间隔，Reti 染色显示间隔内无网状纤维塌陷（图 7 - 2 - 2A、B），提示并非肝细胞大块或亚大块肝坏死后的修复。Masson 染色显示纤维间隔完全由胶原纤维组成（图 7 - 2 - 2C），提示为 Glisson's Capsule，间隔内大量血管，血管腔大小不一，管壁厚薄不匀，提示动静脉血管畸形伴胆管增生（图 7 - 2 - 2D、E），CK19 染色显示间隔胆管增生活跃（图 7 - 2 - 2F、G）。CD31 染色显示间隔内血管增生（图 7 - 2 - 2H）。半年后患者行肝移植手术，肝标本显示典型先天性肝纤维化（图 7 - 2 - 2I～L）合并肝血管畸形（图 7 - 2 - 2M～O）。

· 会诊病理诊断 ·

先天性肝纤维化伴血管畸形（congenital hepatic fibrosis combination with vascular malformation）。

· 病理解读 ·

这是一例十分罕见的先天性胆管和血管发育异常。其与肝硬化的鉴别在于仅有门管区广泛纤维化，而无肝细胞再生结节形成。粗宽纤维间隔内大量胆管增生是 CHF 特征性病理改变。本例罕见在同时合并门管区血管畸形（动静脉瘘），高压的动脉血倒灌门静脉，使原先窦前门静脉高压，雪上加霜，所以本例临床表现为巨脾症。

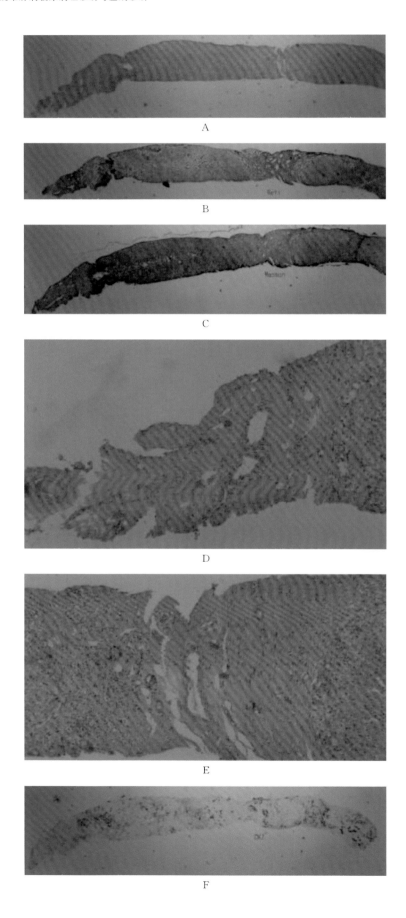

A

B

C

D

E

F

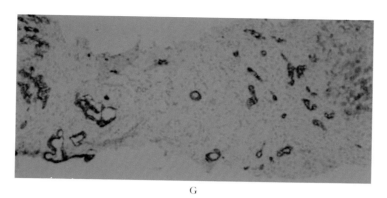

G

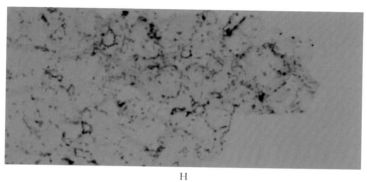

H

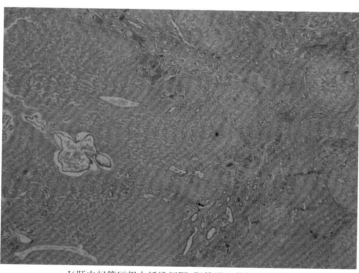

I(肝内门管区粗大纤维间隔,胆管增生伴胆汁淤积)

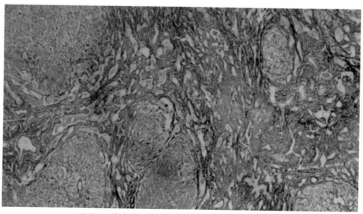

J(Reti染色显示纤维间隔内无网状支架塌陷)

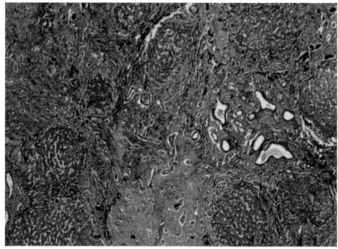

K（Masson 染色显示纤维间隔为胶原纤维）

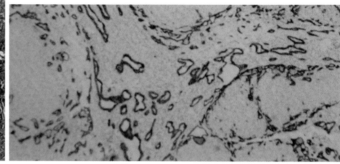

L（CK19 染色显示纤维间隔内小胆管增生活跃）

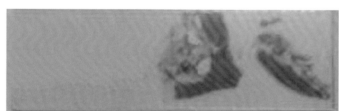

M（肝外大门管区血管畸形）

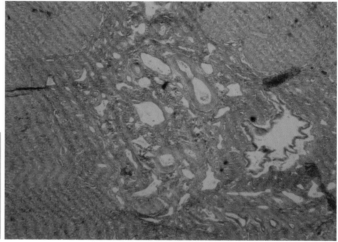

N（肝内门管区血管畸形）

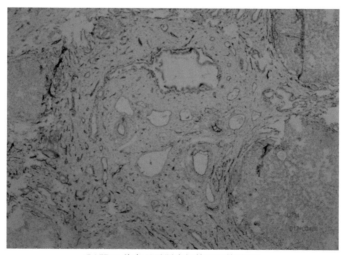

O（CD34 染色显示肝内门管区血管畸形）

图 7-2-2 儿童先天性肝纤维化伴血管畸形肝穿刺标本

卡罗利病合并先天性肝纤维化

· **临床资料** ·

女孩,6岁,临床诊断卡罗利病(Caroli's disease),因无法缓解的门静脉高压行肝移植。

· **病理特点** ·

手术标本显示肝肿大,表面呈土豆样结节,切面显示多发性囊肿,囊肿周边肝组织被粗宽纤维间隔分割,呈结节性状(图7-2-3A、B),镜下显示囊肿壁内衬胆管上皮细胞,囊周肝组织被粗宽纤维间隔分割呈结节样(图7-2-3C、D),纤维间隔见至网状支架塌陷,可见胶原纤维(图7-2-3E、F)间隔内小胆管增生活跃,表明合并先天性肝纤维化(图7-2-3G、H)。

· **病理诊断** ·

卡罗利病合并先天性肝纤维化(Caroli's disease in combination with congenital hepatic fibrosis,CHF)。

· **病理解读** ·

卡罗利病是先天性肝内胆管发育异常,肝内胆管囊性畸形,引起先天性肝内胆管扩张症。其可单独存在,一般不引起门静脉高压,也可合并其他先天性异常。其中最为常见是合并CHF,临床表现为不能缓解的门静脉高压,病理学显示门管区广泛纤维化导致窦性门静脉高压。因为纤维化位于门管区分割肝组织,形成大体特征性土豆样结节。

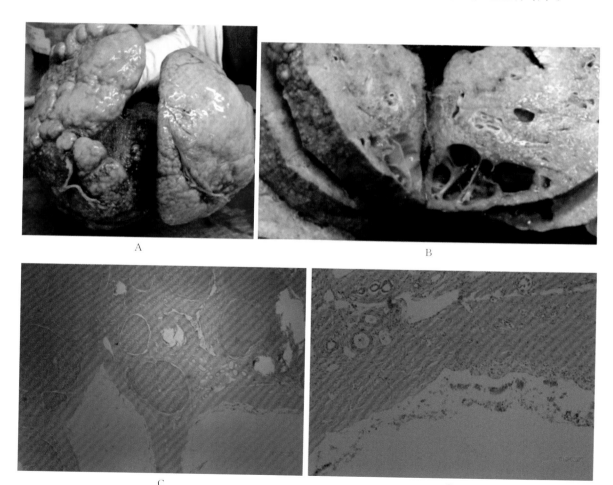

A

B

C

D

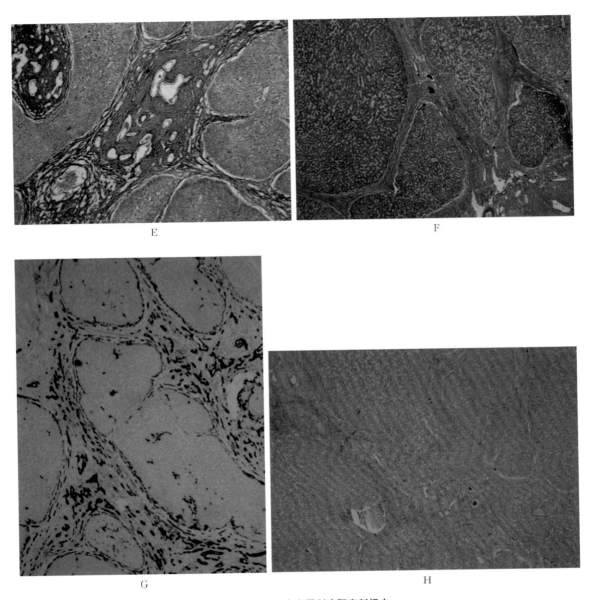

图 7-2-3　儿童卡罗利病肝穿刺标本

第三节　弥漫性肝纤维化

· 临床资料 ·

女性,52 岁,门静脉高压原因待查。外院肝活检病理诊断肝硬化伴肉芽肿性炎症。会诊要求明确肝硬化病因。

· 病理特点 ·

复查切片显示肝小叶结构紊乱,门管区广泛纤维化,无肝细胞再生结节形成,纤维间隔内众多肉芽肿,由淋巴细胞、上皮样细胞和多核巨细胞形成的不伴干酪样坏死的肉芽肿(图 7-3-1A),多核巨细胞之核可达数十枚,肉芽肿的胞质内见伊红色星状小体,其周有一空晕(图 7-3-1B)。

· 会诊病理诊断 ·

肝肉芽肿性炎症伴广泛纤维化。备注:请临床医生除外 TB 后,考虑为结节病(sarcoidosis),请临床医生注意纵隔淋巴结是否肿大,有无肺内弥漫性细结病病灶以进一步确诊。临床医生反馈:同意结节病的诊断。

· 病理解读 ·

本例门管区广泛纤维化,无肝细胞再生结节,所以是弥漫性肝纤维化,虽然肝质地变硬,可引起窦前性门静脉高压,但不是病理意义上的肝硬化。本例肉芽肿无干酪样坏死,无嗜酸性粒细胞浸润,无寄生虫,无真菌感染。多核巨细胞内见星状小体,Reti 染色显示肉芽肿内网状纤维沉着,这是结节病较为特征性病变。临床医生反馈:纵隔淋巴结肿大和肺内弥漫性细结节,支持结节病诊断。结节病除肺脏外,肝脏是最易受累的脏器。

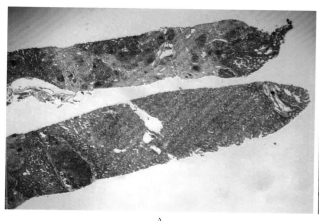
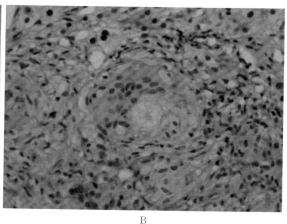

A　　　　　　　　　　　　　　　　B

图 7-3-1　结节病

● 临床点评与讨论 ●

肝结节病常无明显临床表现，病因不明，与免疫系统功能紊乱相关。多出现在 20～40 岁的人群，女性比男性常见。小部分患者可有发热、瘙痒、腹痛、肝脏增大、淤胆性黄疸、门静脉高压等症状。肉芽肿性病变亦可能损害小叶间胆管，最终造成胆管缺失和类似于原发性胆汁性肝硬化的组织学改变；或损伤大胆管而造成类似原发性硬化性胆管炎的症状。

肝结节病一般无需治疗，若症状严重或器官功能下降，或出现高钙血症、神经累及等，口服激素治疗。糖皮质激素应用能改善肝功能，但并不能改善门静脉高压和疾病进展。终末期则需要肝移植。

参 考 文 献

[1] Iannuzzi MC, Rybicki BC, Teirstein AS. Sarcoidosis [J]. N Engl J Med, 2007,357(21):2153-2165.
[2] Iannuzzi MC and Fontana JR. Sarcoidosis: clinical presentation, immunopathogenesis, and therapeutics [J]. JAMA, 2011,305(4): 391-399.

第四节　局灶性结节性增生

• 临床资料 •

女性,43岁,因门静脉高压脾肿大入院,临床诊断为肝硬化。脾切除术时行部分肝切除活检,外院病理诊断为肝硬化。

• 病理特点 •

复查切片显示一个星芒状瘢痕,其中见异常动脉(图7-4-1A)。星芒状瘢痕周边肝组织呈典型肝硬化图(图7-4-1B),肝细胞再生结节被炎性纤维间隔包绕形成"假小叶"(图7-4-1C)。Masson染色显示"肝硬化"(图7-4-1D)。远离星芒状瘢痕区的肝组织门管区无炎症,无纤维增生,也无肝细胞再生结节,即基本为正常肝组织(图7-4-1E、F)。显然不符合组织病理学上肝硬化的定义。与外院外科手术医师和病理科沟通,切除标本中有一境界清楚结节,中心有灰白色星芒状瘢痕。

• 会诊病理诊断 •

局灶性结节性增生(focal nodular hyperplasia,FNH)。

• 病理解读 •

FNH早期又称为局灶性肝硬化,这个名称非常形象化。"肝硬化"仅局限于病灶内而不是弥漫性病变。这是由于局部肝动脉畸形引起的肝脏局灶结节

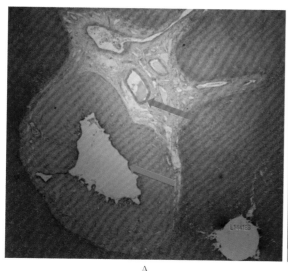

A

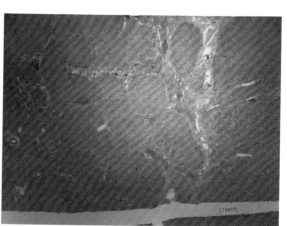

B

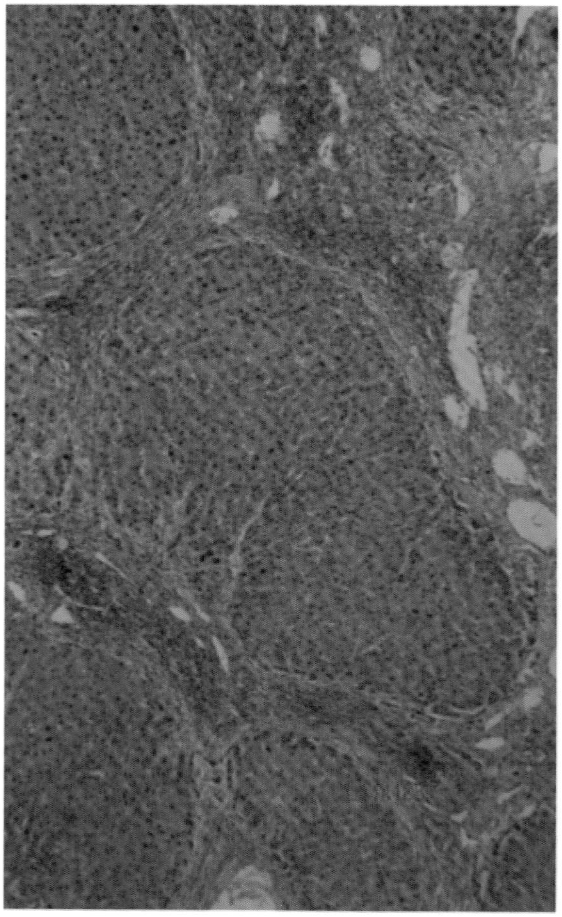

C

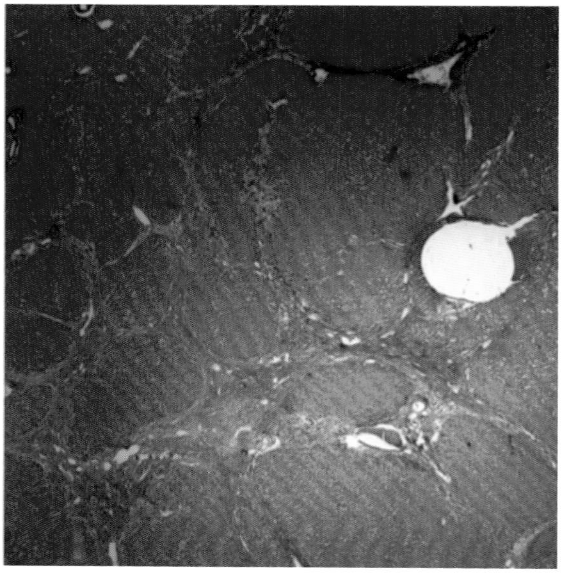

D

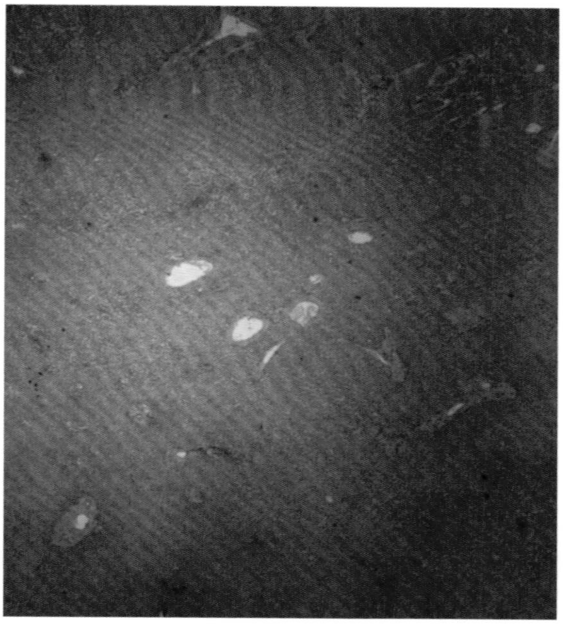

E

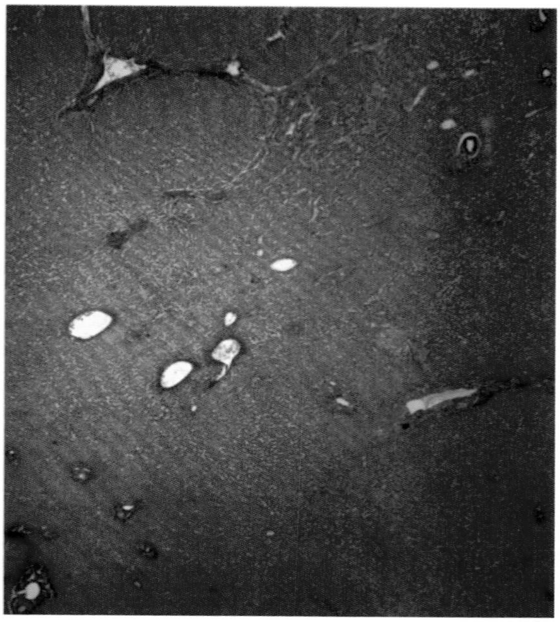

F

图 7 - 4 - 1 FNH 肝脏病理表现

状增生,复习文献,已有 3 例 FNH 出现门静脉高压,这是由于患者同时还有肝动静脉畸形(肝动-静脉瘘),高压的动脉血直接灌注静脉,引起门静脉高压。本例病理诊断要点是星芒状瘢痕中畸形动脉伴周围局灶性"肝硬化"。

· 临床点评与讨论 ·

局灶结节性增生是常见的肝脏良性肿瘤,发病率仅次于肝血管瘤。常见于 30～40 岁年轻女性,与口服避孕药有关。被认为是动脉畸形所致血流增加而产生的增生反应。

该病常无明显临床表现,往往影像学检查时发现,部分患者因轻度上腹痛或不适以及触及腹部肿块而发现。肝功能一般正常,部分患者可有 GGT 水平升高。

FNH 少见出血、恶变等倾向,因此一般可随访,必要时可手术。

参 考 文 献

[1] Vilgrain V. Focal nodular hyperplasia [J]. European Journal of Radiology, 2006,58(2):236-245.

第五节　肝动静脉畸形

- **临床资料**

男性,22岁,突发性上消化道出血伴巨脾,临床诊断肝硬化失代偿。行肝穿刺活检。

- **病理特点**

肝穿刺标本表面和切面呈细结节状,这是由于门管广泛纤维化,肝穿刺标本离体后纤维收缩所致(图7-5-1A),结节周边无纤维包绕,显示正常门管区。Reti染色显示门管区纤维间隔内无网状支架塌陷(图7-5-1B),Masson染色显示为胶原纤维间隔(图7-5-1C),多个门管区血管明显增多(图7-5-1D),动脉壁增厚(图7-5-1E),动脉腔明显狭窄、闭塞,门静脉腔扩张,门静脉壁增厚,管壁动脉化(图7-5-1F)。血管内血栓形成。

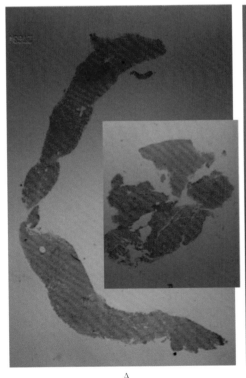

A

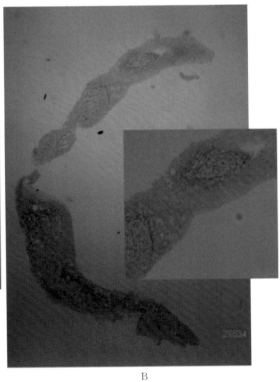

B

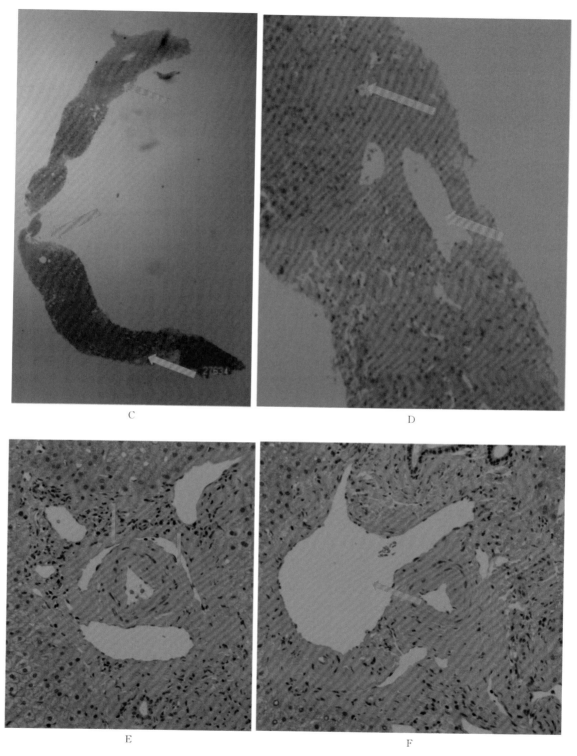

图 7-5-1 肝动静脉畸形

· **病理诊断** ·

　　肝动静脉畸形（动静脉瘘）〔hepatic A-V vascular malformation (hepatic A-V fistula)〕。

· **病理解读** ·

　　本例显示门管区广泛纤维化无肝细胞再生结节形成。以病理角度是肝纤维而不是肝硬化。门管区血管明显增多，动脉壁增厚，管腔狭窄，门静脉扩张，由于畸形血管内血流紊乱导致血栓形成，是先天性血管发育异常，动静脉异常交通支（动静脉瘘）导致高压动脉血直接灌注门静脉（门静脉管壁动脉化是一个有力佐证），引起门静脉高压。

· **临床点评与讨论** ·

肝动静脉畸形是肝动脉与门静脉或肝静脉之间异常吻合而形成的畸形血管团。肝动静脉畸形包括肝动脉门静脉畸形、肝动脉肝静脉畸形以及混合型肝动静脉畸形。

肝动静脉畸形有继发性和特发性之分。继发性肝动静脉畸形在肝动静脉畸形中所占比例较高，约75%，可继发于多种肝脏疾病，如肝细胞癌、肝硬化等。特发性肝动脉畸形原因不明，部分为先天性畸形，由于一般仅有肝脏血管畸形，其他脏器没有或少有畸形，临床表现常不典型而不易被发现，往往是由于其他原因做检查时偶然被发现。也有部分患者病情进展，后期出现门静脉高压、右心增大、心衰等表现。

先天性动静脉畸形是由于胚胎发育时动脉分支与静脉丛的血管间隔形成发生障碍，使毛细血管发育不全或者出现退化，导致动脉分支和静脉直接相通，形成动静脉短路。先天性动静脉畸形在患者出生及年幼时常处在潜伏状态，随着年龄增长，病变在长期血管压力冲击下逐渐扩大，最终形成薄壁后破裂出血，出现相应部位的临床症状。本例是先天性血管发育异常，动静脉异常交通支（动静脉瘘）导致高压动脉血直接灌注门静脉致门静脉高压。

参 考 文 献

[1] Tian JL, Zhang JS. Hepatic perfusion disorders: etiopathogenesis and related diseases [J]. Word J Gastroenterol, 2006, 12: 3265 - 3270.

[2] Sakamoto S, Kasahara M, Shigeta T, et al. Living donor liver transplantation for multiple intrahepatic portosystemic shunts after involution of infantile hepatic hemangiomas [J]. J Ped Surg, 2011, 46, 1288 - 1291.

[3] 单长波, 刘永强. 肺、肝多发性血管畸形1例并文献复习[J]. 中华肺部疾病, 2012, 5(1): 63 - 66.

第六节　门静脉纤维化

- **临床资料**

女性35岁,反复上消化道出血,门静脉高压。临床诊断肝硬化,行脾切除术,小块肝楔形组织活检。外院病理诊断为肝硬化,会诊要求明确肝硬化病因。

- **病理特点**

复查切片显示肝小叶结构基本保留(图7-6-1A),门静脉腔狭窄呈裂隙样(图7-6-1A~C),Reti & Masson染色显示门静脉周围明显纤维化,不伴网状支架塌陷(图7-6-1D、E),多处门静脉内血栓形成伴纤维化(图7-6-1F~H)。

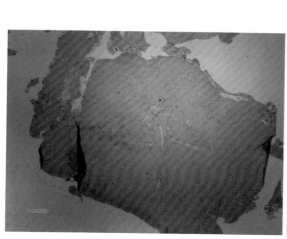

A

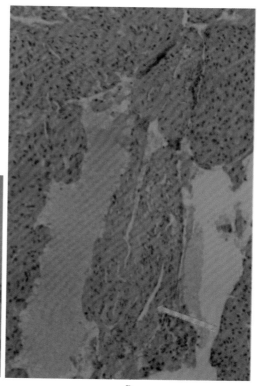

B

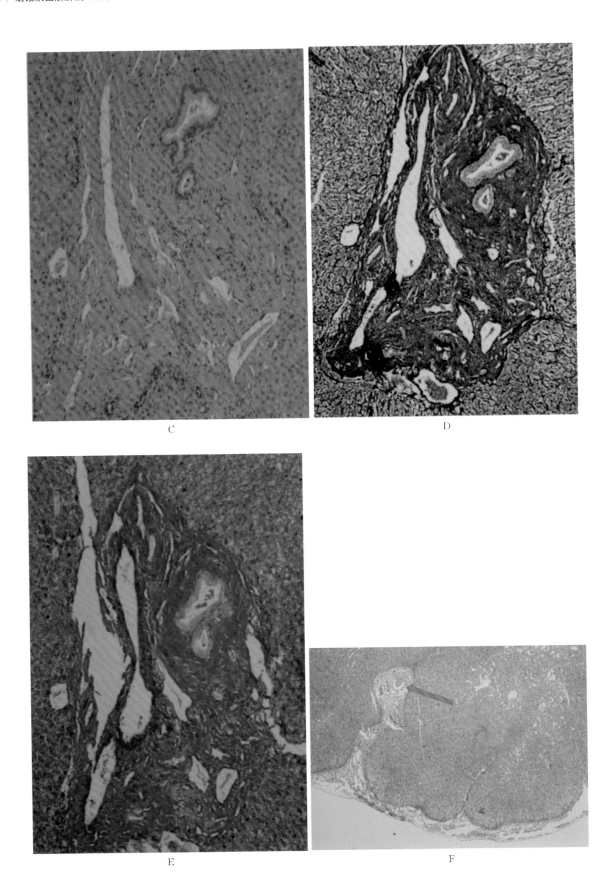

C

D

E

F

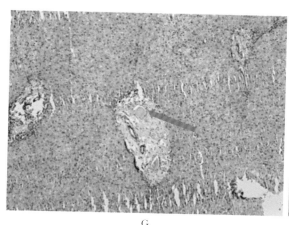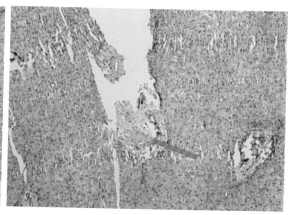

G   H

图 7-6-1　门静脉纤维化

- **会诊病理诊断** •

突发性门静脉高压,肝门脉硬化症,非硬化性门静脉纤维化。临床医生反馈:肝血管造影显示门静脉分支细小。

- **病理解读** •

这是由于药物或不明原因引起的门静脉炎,门静脉周纤维化,纤维收缩引起门静脉腔狭窄,血流缓慢血栓形成,导致不可缓解的窦前性门静脉高压。

- **临床点评与讨论** •

我国肝炎的发病率极高,肝炎后肝硬化所致的门静脉高压也相当常见,门静脉高压一旦并发消化道出血,临床往往首诊肝硬化,本例若无肝活检,则难以确诊。

第七节　门静脉海绵样变性

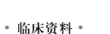

• **临床资料** •

　　男孩，8岁，突发性上消化道出血。胃镜显示胃底食管静脉曲张破裂出血（图 7-7-1A），临床诊断肝硬化，肝穿刺活检要求明确肝硬化的病因。

• **病理特点** •

　　肝活检切片显示基本为正常肝组织（图 7-7-1B）。

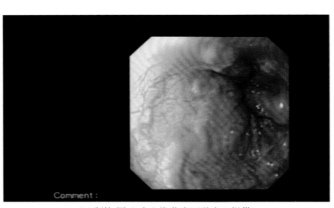

A（致谢：图 A 由上海儿童医学中心提供）

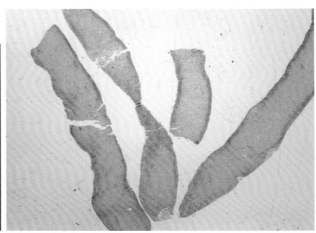

B

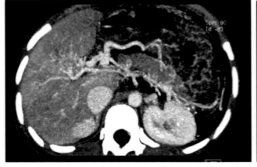

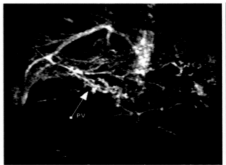

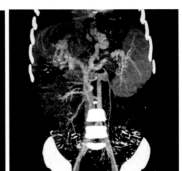

C（致谢：图 C 由复旦大学附属华山医院李克教授提供）

图 7-7-1　门静脉海绵样变性

· 病理诊断 ·

基本为正常肝组织。备注:送检标本肝内无肝硬化,肝纤维化,肝后无肝静脉回流受阻造成门静脉高压的原因。请临床医生注意肝前,门静脉有否先天性畸形。临床医生反馈:患儿肝血管造影显示门静脉海绵样变性(图7-7-1C)。

· 病理解读 ·

作为肝脏病理医师必须了解门静脉高压成因,才能协助临床医生确诊疑难的肝病。病理医师要会写备注,即病理诊断的"弦外之音",也是病理和临床沟通的桥梁。临床医师要领会病理诊断的备注,积极进一步检查,两者配合,往往能破解疑难肝病。

· 临床点评与讨论 ·

门静脉海绵样变是门静脉主干和(或)其分支完全或部分阻塞后,其周围逐渐形成了侧支静脉循环,这一代偿性病变意义在于保证入肝血流量,因其病理标本形态酷似海绵而得名。流行病学调查和当前研究表明门静脉海绵样变主要继发于肝外门静脉阻塞,后者在发展中国家(尤其是印度)较为多见,常常以门静脉高压、门静脉高压性胆病以及儿童生长迟缓为临床特征。尽管门静脉海绵样变相对少见,然而随着影像学技术的进步与发展,为数不少的上消化道大出血患者被检出这一疾病。

大多数门静脉海绵样变患者没有明显临床症状。由于肝外门静脉阻塞对肝功能的影响往往是缓慢和隐匿的,因此单纯的门静脉海绵样变患者肝功能正常,除非患者本身就存在影响肝功能的疾病如肝硬化等。在出现症状的患者中,上消化道出血最常见,可反复呕血并伴有黑便,甚至可出现胃肠道反复感染。由于门静脉海绵样变导致门静脉高压,因此几乎所有的患者都存在脾肿大,脾肿大常伴脾功能亢进,此时检查患者血常规可出现血小板和白细胞减少,严重者甚可出现红细胞减少,而这类患者腹水却不常见。

参 考 文 献

[1] Dhiman RK, Behera A, Chawla YK, et al. Portal hypertensive biliopathy [J]. Gut, 2007,56(7):1001-1008.
[2] Chavvla Y, Dhiman RK. Intrahepatic portal Venopathy and related disorders of the Liver [J]. Semin Liver Dis, 2008,28(3):270-281.

第八节　血窦阻塞性疾病

肝窦阻塞综合征

• **临床资料** •

男性，56岁，门静脉高压反复上消化道出血，临床诊断肝硬化。外院肝活检病理诊断为肝淤血（图7-8-1A～C），转沪某医院会诊为小泡性肝细胞脂肪变性[图7-8-1C(左上)、D]，再转某医院遗传病研究所，诊断为尼曼-皮克病（未复查病理切片）。基因检查除外尼曼-皮克病，病理会诊要求明确门静脉高压原因。

• **病理特点** •

复查切片前本人提出外院病理诊断肝淤血是正确的，结合临床门静脉高压，提示肝静脉回流受阻，两种可能：Budd-Chiari综合征或肝窦阻塞综合征。复查切片显示肝窦高度扩张淤血，互相贯通呈血池样，并挤压肝索，引起肝索萎缩（图7-8-1B，蓝色箭头）。Masson染色显示中央静脉和窦周广泛纤维化（图7-8-1D、E）。

• **会诊病理诊断** •

肝窦阻塞综合征（hepatic sinusoidal obstruction syndrome，HSOS）。备注：请临床医生注意患者是否有服用土三七（千里光）治疗颈椎病等关节炎病史，以除外DILI-HSOS。临床医生反馈：患者服用土三七治疗颈椎病2月余。

• **病理解读** •

肝脏病理医师应熟悉门静脉高压的原因：肝前、肝内和肝后各种疾病，才能做出准确病理诊断，其次必须要有基本病理知识。本例由于严重肝淤血，肝窦血流缓慢，呈淤滞状态，导致红细胞血红蛋白吸收呈空泡状（图7-8-1C），被误读为小泡状肝细胞脂肪变性，从而导致某遗传所专家直接诊断尼曼-皮克病。

• **临床点评与讨论** •

肝窦阻塞综合征是指肝窦内皮完整性破坏，肝窦内充血阻塞而产生的肝内窦后性门静脉高压。

病因有以下三个方面：化疗药物、野百合碱中毒、免疫抑制剂，如硫唑嘌呤、6-巯嘌呤、环磷酰胺等也被证实与本病有关。不同病因导致的HSOS病理表现是类似的。

因为本病的临床表现缺乏特异性，HSOS的诊断比较困难，对可疑病例应详细询问病史，有无骨髓干细胞移植史、化疗、放疗史；有无长期饮用或食用含野百合碱毒素的茶饮料、保健品、食物、草药史。有无典型临床表现：肝肿大、触痛、体重增加、周围水肿和腹水以及黄疸为典型的早期表现。

本病与Budd-Chiari综合征（BCS）的鉴别诊断

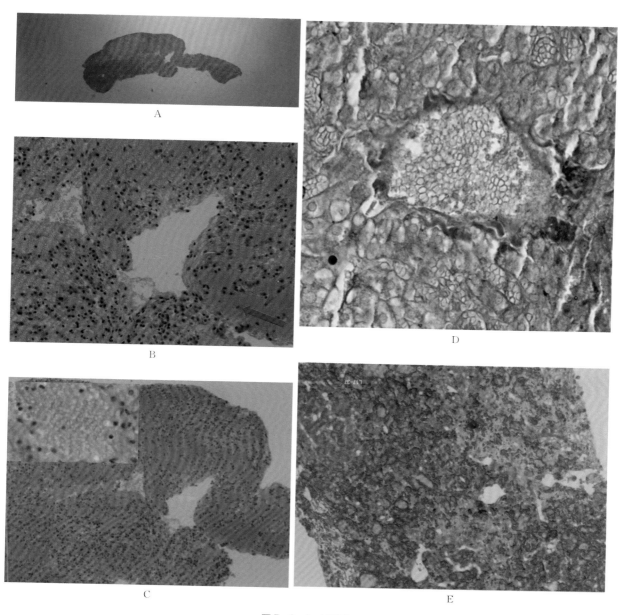

图 7-8-1 HSOS

要点:①BCS 常见于高凝状态、腹部恶性肿瘤或者腹部有创伤等,而 HSOS 多与干细胞移植、放化疗、摄入野百合碱有关;②BCS 多伴有下腔静脉阻塞体征而 HSOS 则无;③影像学检查可以发现 BCS 患者相应血管的梗阻,而 HSOS 则无大血管阻塞;④病理上 BCS 常伴有肝静脉血栓形成或者腔静脉内膜样病变,病变主要累及较大的肝静脉,而 SOS 多无肝静脉血栓形成,病变主要累及肝窦。

参 考 文 献

[1] DeLeve LD, Shulman HM, McDonald GB. Toxic injury to hepatic sinusoids: sinusoidal obstruction syndrome (veno-Occlusive disease)[J]. Semin Liver Dis, 2002,22(1):27-42.

[2] Rubbia-Brandt L, Lauwers GY, Wuang H, et al. Sinusoidal obstruction syndrome and nodular regenerative hyperplasia are frequent oxaliplatin associated liver lesions and partially prevented by bevacizumab in patients with hepatic colorectal metastasis[J]. Histopathology, 2010,56(4):430-439.

肝淀粉样变

• **临床资料** •

　　男,26 岁,门静脉高压、腹水,临床诊断为肝硬化,行 TIPS 术肝穿活检,外院无明确病理诊断,会诊要求明确诊断。

• **病理特点** •

　　肝穿刺标本显示 2 条淡伊红色无定形物(图 7 - 8 - 2A),其中可见散在条索组织,偶见小胆管(图 7 - 8 - 2B、C),淡伊红色无定形物挤压肝索,肝索分离,见深伊红色的萎缩细胞(图 7 - 8 - 2D)。

• **会诊病理诊断** •

　　肝淀粉样变(amyloidosis)。

• **病理解读** •

　　肝穿标本为 2 条淡伊红色无定形物质,很难判定这是否是肝组织。TIPS 术肝穿刺活检,应该非常明确标本取自肝组织。标本未显示纤维化,此时,本例门静脉高压、腹水的病史十分重要,表明门静脉高压不是窦前性,而是肝后肝静脉阻塞引起。仔细观察深伊红色物质沉积在萎缩肝索之间,唯有类淀粉样物质而无其他。这是 HSOS 另外一个原因,异常物质(主要为类淀粉样物质)沉积肝窦(电镜下实际为 Disse 间隙),肝淀粉样变已是罕见病,大都以巨肝症为第一主诉,而本例以 PH 为第一主诉,那更稀罕。

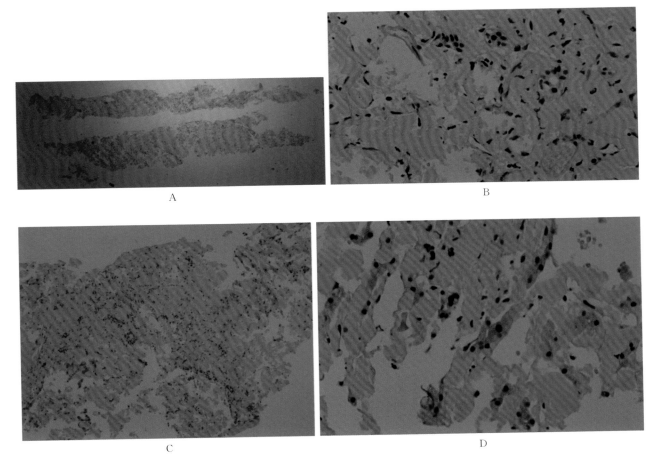

A

B

C

D

图 7 - 8 - 2　肝淀粉样变

上皮样血管内皮瘤

这是在一次学术报告后互动时，一位临床医生提问：肝硬化患者会转变为肝血管肉瘤吗？在笔者有限经验中没有遇到过肝硬化合并肝血管肉瘤。既然当地专家诊断肝血管肉瘤，笔者不敢贸然否定。但根据患者 6 岁起病，反复门静脉高压伴腹水。笔者认为可能为一种肝脏罕见的上皮样血管内皮瘤（EHE）。EHE 病程可长达 20 多年，在发病过程中有腹水。这位医生回去后即给我发了邮件。

- **临床资料**
男性，27 岁，患者 6 岁时因腹水、门静脉高压诊断为肝硬化。20 年来几乎年年反复发作住院治疗，目前发现肝肿瘤，外院肝活检病理诊断为肝恶性肿瘤，经读片会诊断为肝血管肉瘤。会诊要求除外肝硬化、肝细胞癌。

- **病理特点**
复查切片显示肿瘤由梭形和上皮样细胞组成（图 7-8-3A），瘤细胞累及血窦，形成舌形团块堵住血窦腔，并沿血窦广泛浸润性生长（图 7-8-3B），肿瘤细胞表达血管标志物 CD31&34，可见单个瘤细胞形成微小血管腔隙，其中可见含有红细胞（图 7-8-3C、D）。

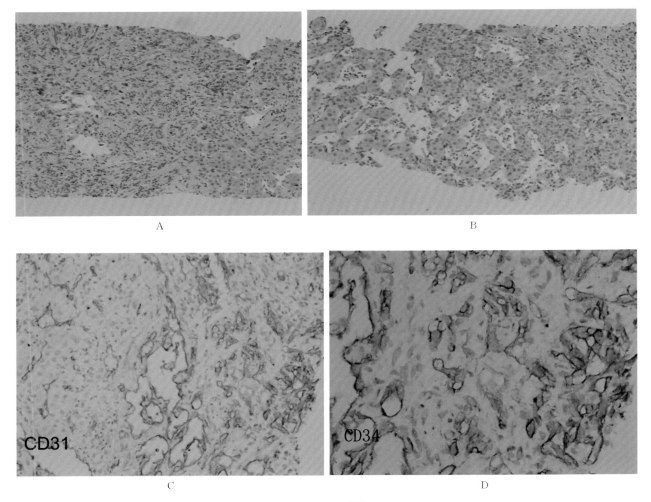

A   B

CD31   CD34

C   D

图 7-8-3　EHE

• **会诊病理诊断** •

上皮样血管内皮瘤（epithelioid hemangioendothelioma，EHE）。

• **病理解读** •

首先，本例瘤细胞的异形性不足以诊断血管肉瘤；其次，血管肉瘤恶性程度极高，病程一般不超过2年，无法解释本例20年病程及反复门静脉高压、腹水。EHE往往儿童期起病，病程4个月至20年不等。病程中大量瘤细胞堵塞血窦，引起门静脉高压和腹水，这是由于肿瘤细胞阻塞血窦导致HSOS。随着血窦内瘤细胞凋亡，使血窦再通，门静脉高压得以缓解。导致本例20年来反复门静脉高压、腹水。本例堪称病理与临床相结合解决疑难肝病的典范。

• **临床点评与讨论** •

上皮样血管内皮瘤是由Weiss等人于1982年首次提出并命名的一种罕见的低、中度恶性血管源性肿瘤，恶性程度介于血管瘤与血管肉瘤之间，有转移潜能，好发于软组织、肺、骨、脑、小肠等部位，发生于肝脏者罕见。不同部位临床表现略有差异，发生于软组织表现为肢体浅表或深部软组织的孤立性肿瘤，男女发病均等。1984年Ishak等首先报道了肝脏EHE（hepatic EHE，HEHE），约占原发性肝恶性肿瘤的1％，发病率低于1/100万，好发于中年女性，高峰为30～45岁。HEHE的病因及发病机制尚不明确，可能与口服避孕药、妊娠、病毒性肝炎、原发性胆汁性肝硬化、酗酒、工作环境污染等有关。临床表现一般无症状或有非特异性的症状，如右上腹不适或疼痛、恶心、纳差、体重减轻、肝功能异常等，偶见黄疸、发热和易疲劳。15％患者实验室检查无异常，60％患者血清碱性磷酸酶活性升高，40％谷草转氨酶升高，17％伴有胆红素升高，2.7％血清甲胎蛋白（AFP）升高，CEA和CA199尚未发现异常，肿瘤标志物检查主要用于排除其他来源的肿瘤。超声、CT和MRI可发现肝肿大（45.7％）和脾肿大（17.3％）、腹水（6.6％）和门静脉高压（4.7％）。若肿瘤侵犯肝静脉可出现Budd-Chiari综合征。非典型的临床表现以及缺乏特异的实验室检查和影像学表现导致EHE较难被发现，因此，肝脏病理学诊断非常重要。

参 考 文 献

[1] Mehrabi A，Kashfi A，Fonouni H． Primary malignant hepatic epithelioid hemangioendothelioma [J]． Cancer，2006，107（9）：2108 - 2121．

[2] Nudo CG，Youshida EM，Bainjetc VG，et al． Liver transplantation for hepatic epithelioid hemangioendothelioma：The Canadian multicentre experience[J]． Canadian Journal Gastroenterology，2008，22：821 - 824．

[3] Kitapci MT，Akka BE，Gullu I，et al． FDG-PET/CT in the evaluation of epithelioid hemangioendothelioma of the liver：the role of dual-time-point imaging-a case presentation and review of the literature[J]． Ann Nucl Med，2010，24（7）：549 - 553．

[4] Grotz TE，Nagorney D，Donohue J，et al． Hepatic epithelioid haemangioendothelioma：is transplantation the only treatment option [J]． HPB（Oxford），2010，12（8）：546 - 553．

第九节 Budd-Chiari 综合征

· **临床资料** ·

男性,21岁,门静脉高压,上消化道出血。临床诊断肝硬化。

· **病理特点** ·

肝活检显示肝窦明显扩张淤血,互相贯通呈血池样,并挤压肝索,引起肝索萎缩(图7-9-1A、B)。Reti & Masson 染色未显示肝窦或肝中央静脉纤维化,除外 HSOS。

· **病理诊断** ·

Budd-Chiari 综合征。备注:请临床医生做血管造影进一步确诊。临床医生反馈:血管造影显示典型 Budd-Chiari 综合征(图7-9-1C～E)。

· **病理解读** ·

本例患者重度肝淤血,临床除外右心衰竭引起的心源性肝淤血,Reti & Masson 染色除外 HSOS,剩下唯有 Budd-Chiari 综合征,血管造影最终确诊。

· **临床点评与讨论** ·

Budd-Chiari 综合征(Budd-Chiari syndrome,BCS)定义为肝静脉流出道梗阻导致肝脏出现的一组临床症状,心源性肝脏淤血和肝窦阻塞综合征应当除外。

本病在物质生活水平较低的地区高发,男女发病报道不一。可分为原发性 BCS 和继发性 BCS,病因随地域而不同。原发性 BCS 在欧洲多与先天性或者获得性高凝状态有关,在亚洲常与炎症、感染、肿瘤、口服避孕药及怀孕等因素有关心。此外,在南亚和非洲,腔静脉的膜性阻塞(membranous obstruction of vena cava,MOVC)多见,也是我国常见类型(约占70％),多不伴有高凝状态,目前认为可能由于先天发育异常所致。继发性 BCS 原因包括肿瘤直接侵袭形成瘤栓或者压迫血管(肝细胞癌、胆系肿瘤、胰腺癌、肾细胞癌和肾上腺癌多见)。

典型 BCS 伴有肝脏肿大、压痛,存在下腔静脉阻塞者在此基础上常伴有下肢水肿、溃疡、色素沉着以及侧腹壁、背部纵行静脉曲张。本病受梗阻部位、梗阻程度以及侧支循环的建立与否等因素的影响很大,临床上有多种表现。

BCS 的诊断主要依靠影像学检查,肝静脉血管造影在本病的诊断中占据重要地位,其特殊优越处还在于可以同时进行 TIPS 治疗,静脉造影检查是诊断本病的重要依据,既往国际指南建议诊断有困难的疑似 BCS 患者必须进行静脉造影检查,静脉造影被认为是评价肝静脉情况的金标准。

BCS 与肝硬化进行鉴别具有重要临床意义。鉴别诊断主要依据以下几点:①BCS 大多没有慢性肝脏病史;②BCS 门静脉高压进展迅速,腹水出现早且顽固,可伴有明显的下肢水肿,脾大多不显著,而肝硬化仅在疾病后期肝功能严重失代偿时才会出现腹水,脾大明显;③肝硬化腹壁静脉曲张是以脐部为中心呈放射状排列,引流方向为离心方向;BCS 存在下

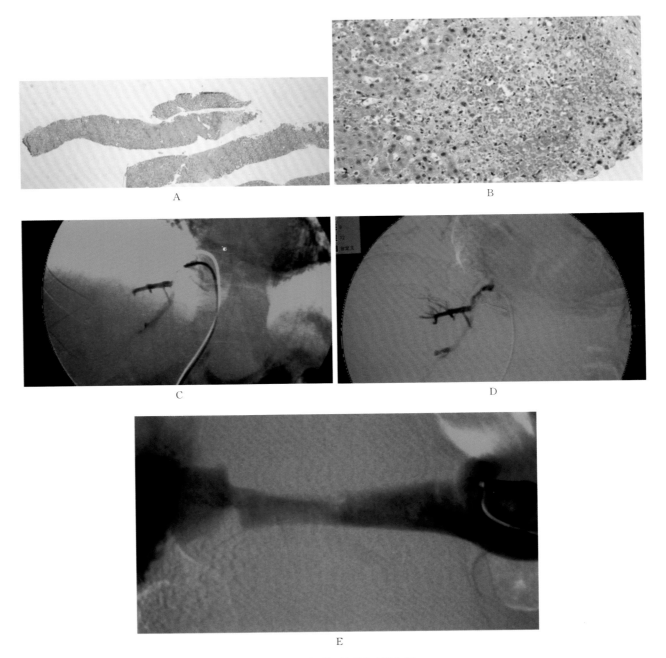

图 7 - 9 - 1 Budd-Chiari 综合征

腔静脉阻塞时在侧腹部、下胸部、腰背部可出现平行于躯干长轴的静脉曲张；④BCS 肝功能较好，Child-Pugh 分级 A 级居多，肝合成功能的指标均大致正常，而肝硬化失代偿期者以上指标均有明显异常，Child-Pugh 分级多为 C 级；⑤病程较短的 BCS 患者腹水检查总蛋白多大于 25 g/L，而肝硬化腹水中总蛋白多低于 25 g/L；⑥影像学检查中，BCS 患者下腔静脉下端或堵塞血管扩张腔内可见团块，而肝硬化患者下腔静脉、肝静脉内通畅。

参 考 文 献

[1] Ferenci P, Lockwood A, Mullen K, et al. Hepatic encephalopathy — definition,nomenclature, diagnosis, and quantification: final report of the working party at the 11th World Congresses of Gastroenterology, Vienna, 1998 [J]. Hepatology, 2002,35(3):716 - 721.

[2] DeLeve LD, Valla DC, Garcia-Tsao G. Vascular disorders of the liver [J]. Hepatology, 2009,49:1729 - 1764.

第八章

肝脏肿瘤病例

第一节　　肝脏恶性肿瘤

病例一

• 临床资料 •

男性，47 岁，乙型肝炎患者，影像资料显示肝脏上有 20 mm 大小结节，行肝活检明确诊断，以便微创手术。外院病理诊断为高级别异形增生结节？早期肝癌？难以确定。

• 病理特点 •

复查切片，肝穿刺标本显示（图 8 - 1 - 1A）两条肝穿刺标本，图片上条为肿瘤病灶，显示标本中未见门管区，细胞小，胞质少，核小而一致，细胞密度明显增加，这是由小细胞组成的高级别异形增生结节（small change，high grade dysplastic nodules，HGDN）

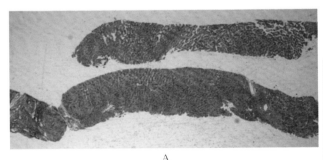

A

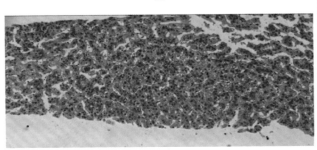

B

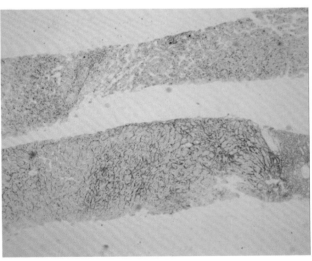

C

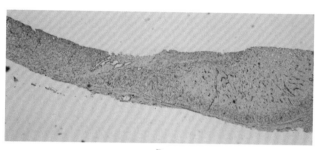

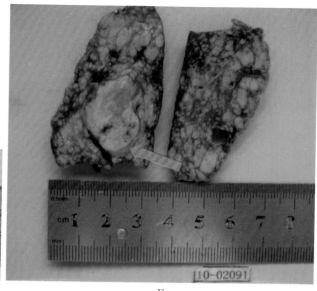

图 8-1-1　乙型肝炎肝硬化伴早期肝细胞癌

（图 8-1-1B）。图片下条显示 CHB-G3S4。Reti 染色显示下条肝硬化肝索和肝细胞间网状支架保留,上条 HGDN 网状支架消失(图 8-1-1C);CD34 血管染色显示 HGDN 血管增生(图 8-1-1D)。

· 会诊病理诊断 ·

乙型肝炎肝硬化伴高级别异形增生结节形成癌变,早期肝细胞癌。临床医生接报告后,微创手术标本显示肝细胞癌(HCC),小肝癌型(图 8-1-1E),非肝癌组织结节性肝硬化。

· 病理解读 ·

本例对肿瘤和非肿瘤肝组织分别进行了两针肝活检,这是肝肿瘤穿刺活检的标准方法。肿瘤及非肿瘤肝组织的对比观察十分有助于病理诊断。HGDN 与 HCC 仅一步之遥,在 HE 染色切片上两者难以鉴别。HGDN 内网状支架消失,表明异形增生细胞失去正常肝细胞沿网状支架生长方式,转向肿瘤浸润性生长方式,这种现象是 HGDN 癌变的重要佐证,故每例肝活检标本 Reti 染色是常规不可缺少。其次 CD34 染色显示 HGDN 内血管增多,表明血供增加,也示 HGDN 恶性变。

病例二

· 临床资料 ·

男性,55 岁,临床肝占位,外院肝活检病理诊断:肝上皮样血管内皮瘤(hepatic epithelioid haemangioendothelioma,HEHE)。因该肿瘤较为少见,临床要求会诊进一步确诊。

· 病理特点 ·

复查切片显示标本碎裂(图 8-1-2A),肝炎肝硬化背景(图 8-1-2B),其中一块碎组织显示肿瘤(图 8-1-2C、D),瘤细胞多边形,胞质丰富,呈小梁状排列,伴丰富血窦。肿瘤旁门静脉内癌栓形成(红箭头)。多克隆 CEA 染色显示肿瘤组织内含毛细胆管(图 8-1-2E)。

· 会诊病理诊断 ·

肝细胞癌,分化 II 级,癌旁门静脉内癌栓形成。非癌肝组织 CH-G3S4。

· 病理解读 ·

本例有明确肝炎肝硬化的背景,则基本不考虑 HEHE,而首先考虑 HCC,本例肿瘤组织病理学图像(上述)和门静脉癌栓都指向 HCC,多克隆 CEA 染色表达毛细胆管为确诊 HCC 投了关键一票。

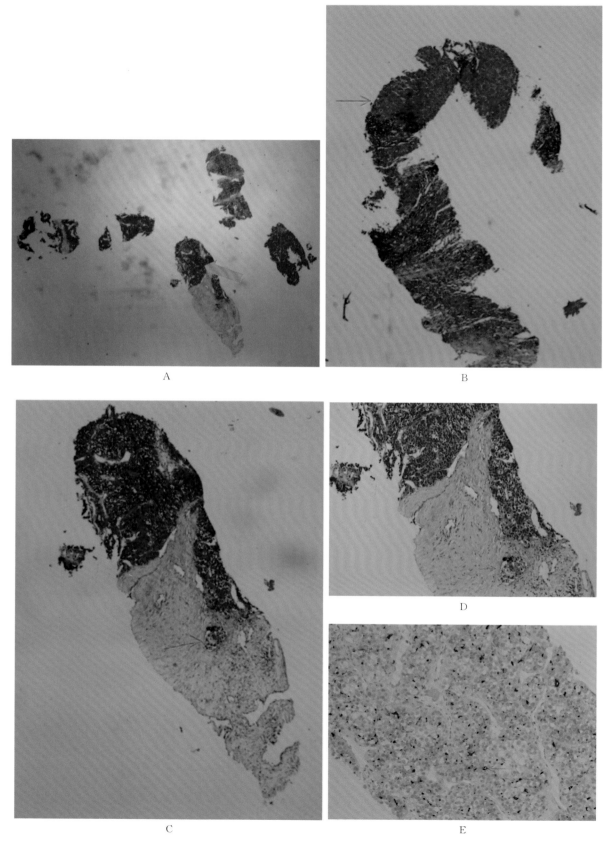

图8-1-2　肝细胞癌伴癌旁门静脉内癌栓形成

病例三

· 临床资料 ·

男性,52岁,乙型肝炎,行肝活检,要求评估炎症程度和纤维分期。

· 病理特点 ·

肝活检标本显示乙肝肝硬化背景上,在一条 U 形标本中包含 2 小粒肿瘤组织(图 8 - 1 - 3A～C),Reti 染色显示癌细胞间网状支架消失(图 8 - 1 - 3D),CK19 染色肿瘤细胞不表达胆管标志物 CK19(图 8 - 1 - 3E)。癌细胞表达 Hep1(图 8 - 1 - 3F)。

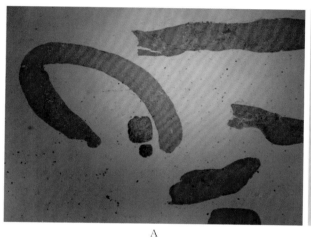

A

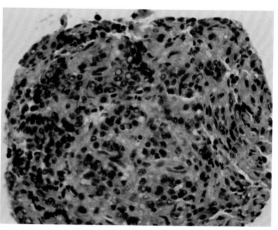

B

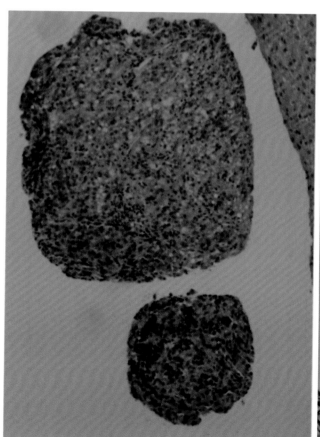

C

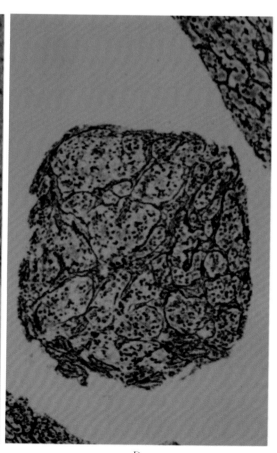

D

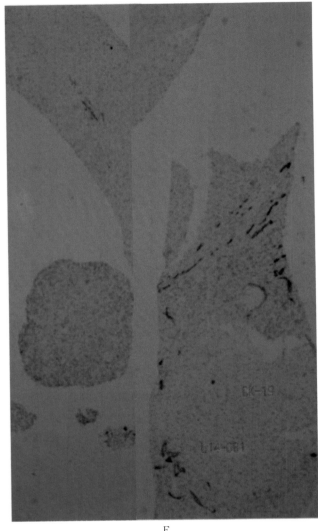

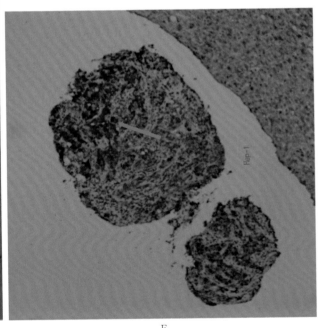

E   F

图 8-1-3　易被漏诊的小肝癌肝穿刺标本

- **病理诊断**

CHB-G3S4 伴小灶肝癌组织。备注：请临床医生进一步检查肝内肿瘤病灶。临床医生反馈：影像学检查显示小肝癌。

- **病理解读**

本例虽然临床没有诊断 HCC，而肝活检标本中仅 2 小点癌组织，但这在病理诊断上绝不能漏诊。首先，小点癌组织要除外标本污染，因此需复查当天标本中有否类似肝癌标本，除外污染可能后，根据乙型肝炎肝硬化背景及癌细胞表达 Hep1 确定为 HCC，然后再结合影像学检查，确诊肝脏肿瘤。

病例四

- **临床资料**

男性，51 岁，临床诊断 HCC，介入治疗前进行肝肿瘤活检。外院病理诊断送检标本为彻底凝固性坏死（图 8-1-4A）。会诊要求明确是否为肿瘤。

- **病理特点**

复查切片（图 8-1-4A）为无结构的坏死组织，载玻片上仅有 2 片组织样本（图 8-1-4B）（常规要求不少于 6 片，见图 1-1-22），因此，请技术员对蜡块做连续切片。连续切片显示坏死边缘小堆典型

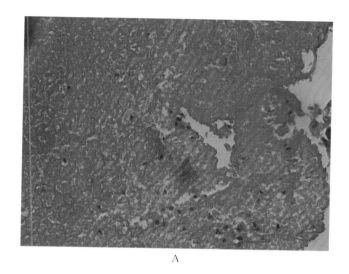

A

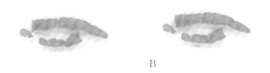

B

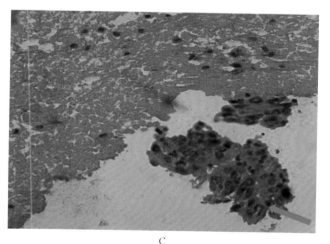

C

图 8-1-4　大片坏死组织伴小堆癌细胞巢

HCC 癌巢(图 8-1-4C)。

- **会诊病理诊断**

大片坏死组织伴小堆癌细胞巢(HCC)。

- **病理解读**

组织病理学诊断至今仍被公认为最终诊断。本例临床明确 HCC,活检后已经介入治疗,病理报告却显示为坏死组织,这个病理结果有悖于临床决策。因此在这种情况下,应想方设法解决问题,连续切片可以显示多个层面病变,全面寻找组织病理学依据,本例就是最好的案例。

病例五

- **临床资料**

男性,47 岁,临床明确诊断 HCC。经免疫治疗后,AFP 下降至正常水平,行肿瘤多点穿刺活检,要求明确是否有癌细胞残存。

- **病理特点**

穿刺标本见广泛彻底凝固性坏死(图 8-1-5A)边缘残存小堆癌细胞(图 8-1-5B,蓝箭头),一个脉管内见癌栓(图 8-1-5B,绿箭头)。图 8-1-5C 显示非肿瘤肝组织乙肝后肝硬化,HBsAg 阳性。

- **病理诊断**

大片彻底凝固性边缘残存 HCC,脉管内见癌栓,非癌肝组织 CHB-G2S4。

- **病理解读**

患者治疗后 AFP 下降至正常水平,多点肿瘤活检显示癌组织广泛彻底凝固性坏死,表明治疗有效,但坏死边缘残存小堆癌细胞(尤其是脉管内癌栓)是日后复发的基础,应积极应对。此外,应对非癌肝组织做出乙型肝炎程度的评估 CHB-G2S4,以供临床考虑是否需要抗病毒治疗,以防抗癌治疗过程中 CHB 再激活,即肝炎复发。

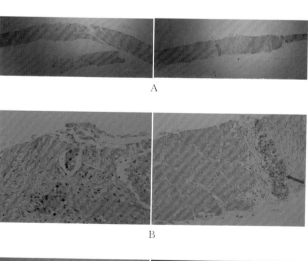

A

B

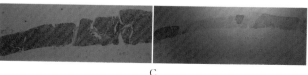

C

图 8-1-5　临床需警惕的缘残存小堆癌细胞

病例六

· 临床资料 ·

男性，58岁，临床明确 HCC，肝部分切除标本，肿块 5 cm×3.5 cm，外院病理诊断为孤立性坏死结节（SNN）。会诊要求明确是否为 HCC。

· 病理特点 ·

复查切片见大片广泛凝固性坏死（图 8-1-6A），非癌肝组织，为乙型肝炎肝硬化（图 8-1-6B、C）。要求技术室连续切片，显示在坏死的背景上见高度蜕变的癌细胞（图 8-1-6D）。

· 会诊病理诊断 ·

HCC 伴广泛坏死，非癌肝组织 CHB - G3S4。询问病史，患者术前曾接受介入治疗。

· 病理解读 ·

肝 SNN 是一种无可奈何的权宜诊断，只有实在找不到坏死的确切原因时，才采纳 SNN。本例临床明确 HCC，且有乙型肝炎肝硬化的背景，应多取材，连续切片，想方设法找出残存癌细胞。此外，肿瘤一般不可能自发性广泛坏死且不残留癌细胞。因此，本例首先考虑为介入治疗后手术标本。本例如多处取材，连续切片，找不到残留癌细胞，可以诊断为临床 HCC 介入后 SNN，表明介入治疗极其有效。

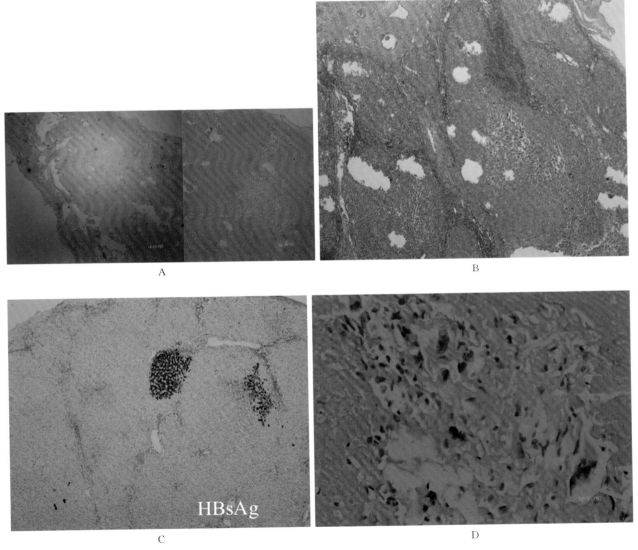

图 8-1-6　连续切片发现残存癌细胞

病例七

· 临床资料 ·

男性，38岁，肝肿瘤手术切除标本。

· 病理特点 ·

部分肝切除标本显示在肝硬化背景上20 mm×25 mm灰黄色肿块，肿块组织切片显示肿瘤区一片透亮（图8-1-7A），几乎完全由脂肪变性的细胞组成，局灶非脂变细胞孤岛显示细胞密集，有一定的异形性（图8-1-7B）。Reti染色显示网状支架消失（图8-1-7C），CD34染色显示血管增生（图8-1-7D）。

· 病理诊断 ·

肝细胞癌，小肝癌性，脂肪变性特殊类型（HCC，small type，fatty change variant）。非癌肝组织非酒精性脂肪性肝炎肝硬化（NASH-cirrhosis）。

· 病理解读 ·

HCC伴瘤细胞脂肪变性并不少见，但如此弥漫彻底，以至于与肝细胞脂肪变性几乎无法区别，极易把肿瘤混淆为局灶性脂肪变（focal fatty change）（图8-1-7A），两者区别在于前者无肝小叶结构，即肿瘤区无中央静脉无门管区。NAFLD-cirrhosis（图8-1-7E）Reti染色网状支架保留（图8-1-7F），CD34染色未见血管增加（图8-1-7G），与肿瘤区对比明显差别。当在肝硬化背景上显示≥20 mm肿块时，应高度疑为HCC，此时应多取材，仔细寻找非脂变细胞密集区，这是诊断的关键点。

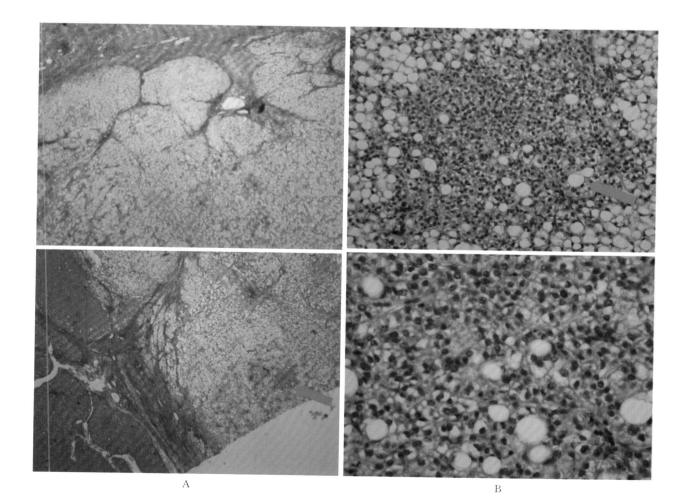

A   B

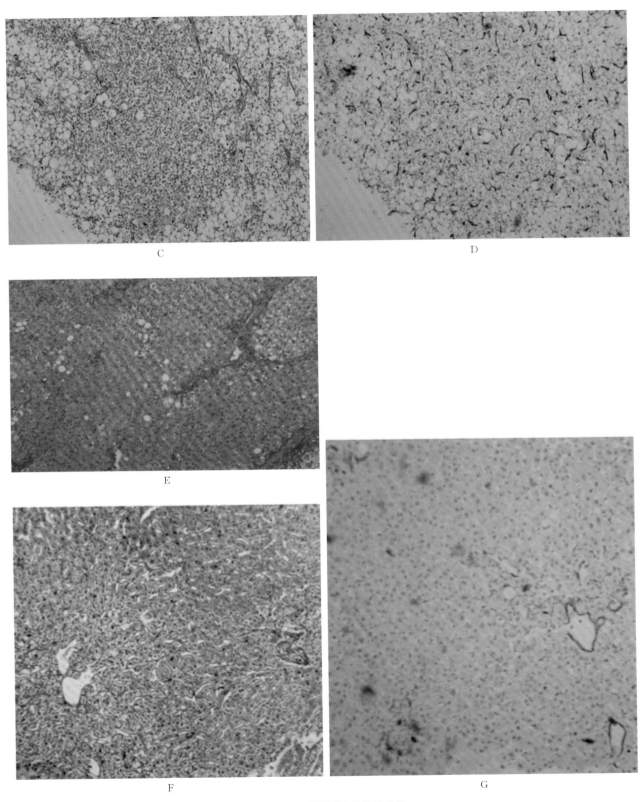

图 8 - 1 - 7 HCC 伴细胞脂肪变性

· **临床点评与讨论** ·

HCC 占原发性肝癌的 80% 以上,是一种常见的全世界性的恶性肿瘤。HCC 的诊断依靠病史、体征、实验室检查及活检等方法。有肝硬化病史,并出现肝区疼痛、乏力、食欲缺乏、消瘦是最具有特征的临床症状。然而,超过 50% 的患者诊断肝癌时无明显症状。一旦出现症状,则大多数处于中晚期。

而无明显症状的患者,则需要更多借助辅助检查如影像学检查及病理检查来辅助诊断。HCC 常需要与继发性肝癌、肝良性肿瘤(如肝细胞腺瘤、炎性假瘤等)、肝硬化、慢性肝炎、肝脓肿等)鉴别。上述 7 例病例中,有因影像学发现肝脏占位行肝穿刺明确诊断的,有因临床诊断 HCC 后取病理明确诊断、明确是否复发的,其患者均未表现出特殊症状。结合影像学资料及肿瘤标志物水平,行肝穿刺明确病理诊断。需要强调的是,病理并非传统观念上读懂一张切片那么简单,如何正确处理好肝脏病理切片,十分考验病理医师水平。如何正确多处取材,如何全面做好肝活检标本的染色,如何不漏诊任何小点的癌组织,如何想方设法在仅有的标本上连续切片等,每一个细节都将影响结局。

参考文献

[1] 陈灏珠.实用内科学[M].14 版.北京:人民卫生出版社,2013:735-738.

病例八

· **临床资料** ·

男性,45 岁,临床诊断肝肿瘤,手术切除。

· **病理特点** ·

肝肿瘤和非癌肝组织分界明显(图 8-1-8A),癌细胞呈腺泡状或双排索状结构,间质密集淋巴细胞浸润,癌细胞核大呈空泡状(图 8-1-8B、C)。EBV 原位分子杂交染色显示癌细胞核表达 EBV(图 8-1-8D、E)。

· **病理诊断** ·

肝淋巴上皮癌。备注:请临床医生注意患者鼻咽部有否肿瘤,以除外转移性鼻咽癌。临床医生反馈:鼻咽部无肿瘤。

· **最终病理诊断** ·

淋巴上皮瘤样肝癌(lymphoepithelioma like HCC)。

· **病理解读** ·

淋巴上皮癌好发于鼻咽部,与 EBV 感染有关。其他脏器也偶有报道,发生在肝脏罕见。所以必须除外转移性鼻咽癌后,考虑肝脏原发病灶。肿瘤细胞表达 EBV 表明与 EBV 感染密切相关。

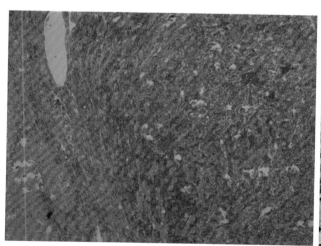

A

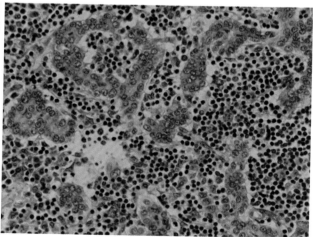

B

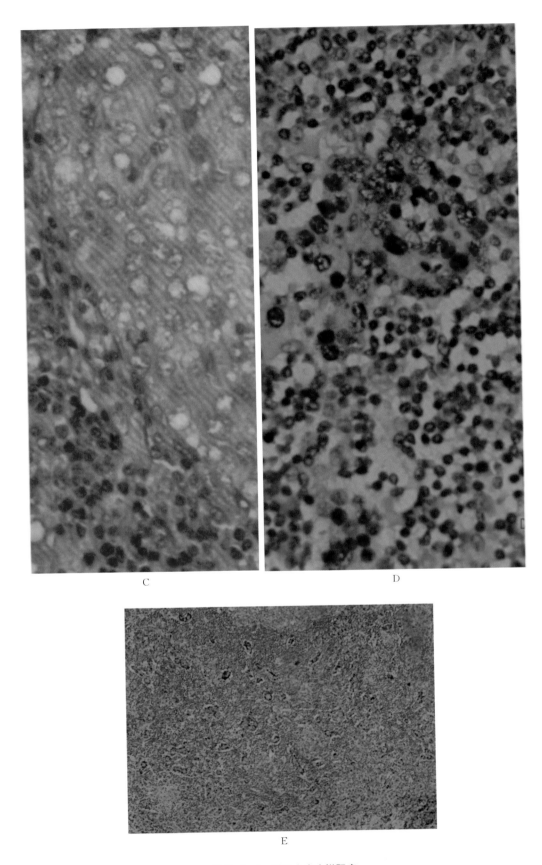

图 8 - 1 - 8　淋巴上皮瘤样肝癌

病例九

· **临床资料** ·

男性,52岁,乙型肝炎肝硬化,抗病毒治疗多年。患者自行停药后,突发黄疸,肝功能衰竭,行肝移植术。

· **病理特点** ·

标本呈绿色,体积缩小,表面呈大小不一的结节,切面显示坏死背景上大小不一的结节,其中一个结节直径1.2 cm(图8-1-9A、B)。切片显示广泛大块和亚大块肝坏死和肝硬化的背景上可见肉眼1.2 cm结节中心广泛坏死(图8-1-9C、D),坏死周边肿瘤性肝细胞呈细梁结构,癌细胞巢内毛细胆管扩张胆汁栓形成(图8-1-9E),坏死区网状支架广泛塌陷(图8-1-9F、G),HBsAg阳性(图8-1-9H)。

· **病理诊断** ·

慢性肝炎肝硬化伴亚大块肝坏死(慢加亚急性肝功能衰竭)和小肝癌。

· **病理解读** ·

肝移植标本中,意外发现小肝癌(肿瘤直径≤3 cm)。我国为HCC高发地区,复旦大学附属华山医院病理科常规对手术切除肝标本以1 cm间距做冠状切面,以保证显示微小异常病灶。在肝移植标本中已意外发现3例小肝癌。本例HCC,癌细胞呈细梁排列,并合成胆汁,为典型的高分化(Ⅰ级)肝癌。

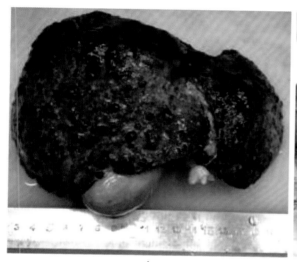

A

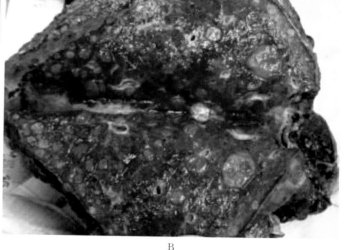

B

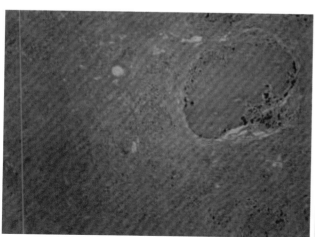

C

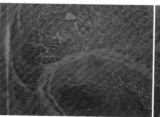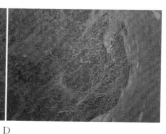

D

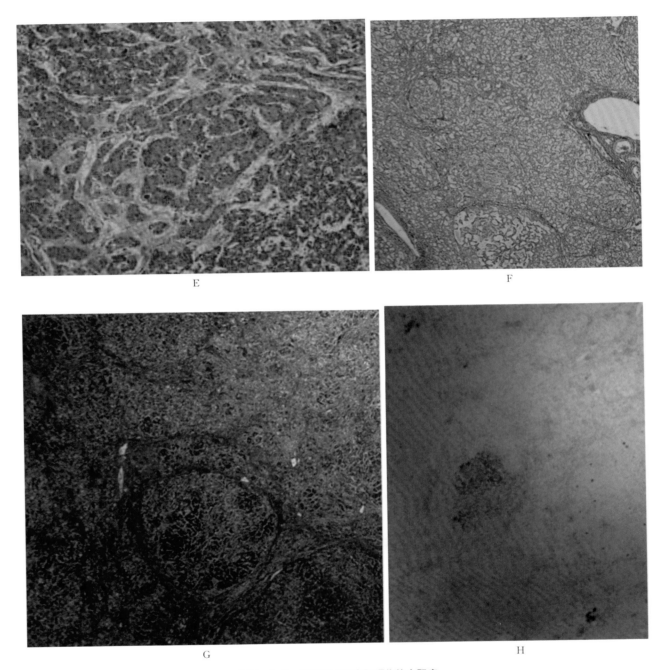

E

F

G

H

图 8-1-9 慢性乙型肝炎肝硬化伴小肝癌

• 临床点评与讨论 •

本例患者自行停用抗病毒药物导致病情进展，这提示乙肝患者必须在临床医生指导下服药，以免病情恶化。

病例十

• 临床资料 •

女性，65 岁，肝多发性结节。临床考虑寄生虫感染？外院肝活检病理诊断：肝转移性癌。患者全身检查(包括 PET - CT)除肝肿瘤外,未见其他部位肿瘤。会诊要求明确病灶为原发? 转移?

- **病理特点**

复查切片(图 8 - 1 - 10A～C)肿瘤呈腺样结构,癌细胞胞质呈嗜碱性(图 8 - 1 - 10C,绿色箭头),癌组织具有丰富纤维间质背景(图 8 - 1 - 10B)。癌细胞不表达 Hep1、CK8&18,癌细胞表达 CK7&19(图 8 - 1 - 10D)。

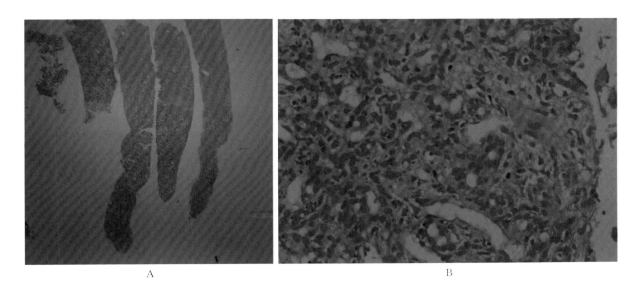

A

B

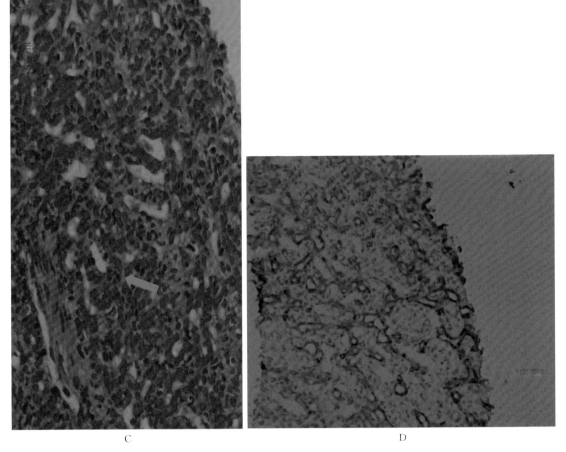

C

D

图 8 - 1 - 10　肝内胆管细胞癌

Coll Surg，2013，217（4）：736 - 750.

- 会诊病理诊断 •

肝内胆管细胞癌（intrahepatic cholangio-carcinoma，ICC）。

- 病理解读 •

本例首诊时因见多发性结节，易被考虑为转移性癌。但临床进一步检查否定转移性癌。复查病理切片见癌细胞呈嗜碱性，腺样结构嵌埋于纤维间质内。癌细胞表达 CK7&19 而不表达 Hep1 和 CK8&18 是 ICC 特征。

- 临床点评与讨论 •

肝内胆管细胞癌又称为周围型肝内胆管细胞癌（peripheral intrahepatic cholangiocarcinoma，PICC），是指二级胆管末梢侧肝内小胆管或末梢胆管上皮起源的恶性肿瘤，95％为腺癌。ICC 的发病率约占原发性肝癌的 10％，在成人原发性肝癌中位居第二位。由于缺乏特异性临床表现，早期诊断困难，且除手术切除外无有效的治疗手段，因此 ICC 的整体疗效差，近 30 年来 5 年总生存率一直低于 5％。

ICC 多发于中老年人，典型 ICC 发病年龄在 50～60 岁，无明显性别差异。ICC 常见的诱发因素有肝内胆管结石、病毒感染、原发性硬化性胆管炎、先天性胆总管囊肿等。西方国家 ICC 患者常与原发性硬化性胆管炎、HCV 感染有关；而我国多与 HBV 感染及肝内胆管结石有关。

ICC 早期无明显症状，患者多因肝功能异常行影像学检查时偶然发现肝脏肿块。临床表现亦不典型，主要为慢性腹痛、黄疸、消瘦、呕吐、乏力等，出现症状时多数患者已属中晚期。ICC 患者肿瘤标志物常见糖类抗原 199（CA199）升高，部分患者 CEA、AFP 升高，其中 CA199 对诊断 ICC 的特异性及敏感性相对较高。

参 考 文 献

[1] Jiang BG，Sun LL，Yu WL，et al. Retrospective analysis of histopathologic prognostic factors after hepatectomy for intrahepatic cholangiocarcinoma [J]. Cancer J，2009，15（3）：257 - 261.
[2] Zhou Y，Zhao Y，Li B，et al. Hepatitis viruses infection and risk of intrahepatic cholangiocarcinoma：evidence from a meta-analysis [J]. BMC-Cancer，2012，16（12）：289 - 291.
[3] Dodson RM，Weiss MJ，Cosgrove D，et al. Intrahepatic cholangio-carcinoma：management options and emerging therapies[J]. J Am

病例十一

- 临床资料 •

男性，56 岁，肝占位。外院肝活检诊断：肝癌，原发性或转移性肝癌难以确定。患者全身检查（包括 PET - CT）除肝肿瘤外，未见其他部位肿瘤。会诊要求明确诊断。

- 病理特点 •

复查切片（图 8 - 1 - 11A）肝穿标本有 2 个肿瘤区，两者之间有肝组织和纤维分隔（绿色箭头指向标本左侧的肿瘤区，红色箭头指向标本右侧的肿瘤区，蓝色箭头指向标本中间的纤维间隔），左侧肿瘤区（图 8 - 1 - 11B）显示肿瘤呈梁状结构，癌细胞多边形胞质丰富伊红色（图 8 - 1 - 11C），脉管内见癌栓。梁状结构区癌细胞不表达 CK19（图 8 - 1 - 11D）。右侧肿瘤区（图 8 - 1 - 11E）显示肿瘤呈腺样结构，癌细胞嗜碱性，癌组织具有丰富的纤维间质。腺样结构区癌细胞表达 CK19（图 8 - 1 - 11F）。观察整个穿刺标本，可以看到左侧肿瘤区不表达 CK19，右侧肿瘤区表达 CK19，泾渭分明（图 8 - 1 - 11G）。

- 会诊病理诊断 •

肝细胞-胆管细胞混合性癌（CHC）。

- 病理解读 •

CHC 由 2 个互相独立的肝细胞癌和胆管细胞癌组成，原始肝干细胞具有双向分化能力，即可向肝细胞方向分化，也可向胆管细胞方向分化。了解这一点，并掌握 HCC 和 ICC 的特殊图像和免疫组化表型，就不难做出 CHC 的诊断。在肝活检标本中确诊这一罕见的 CHC 确有一定难度。

- 临床点评与讨论 •

原发性肝癌（primary liver cancer，PLC）从组织学类型上可分为源于肝细胞的 HCC、源于肝内胆管上皮细胞的胆管细胞癌（cholangiocarcinoma，CC）及 HCC 和 CC 两种成分同时存在的混合型肝细胞-胆管细胞癌（combined hepatocellular-cholangiocarcinoma，cHCC-CC）。

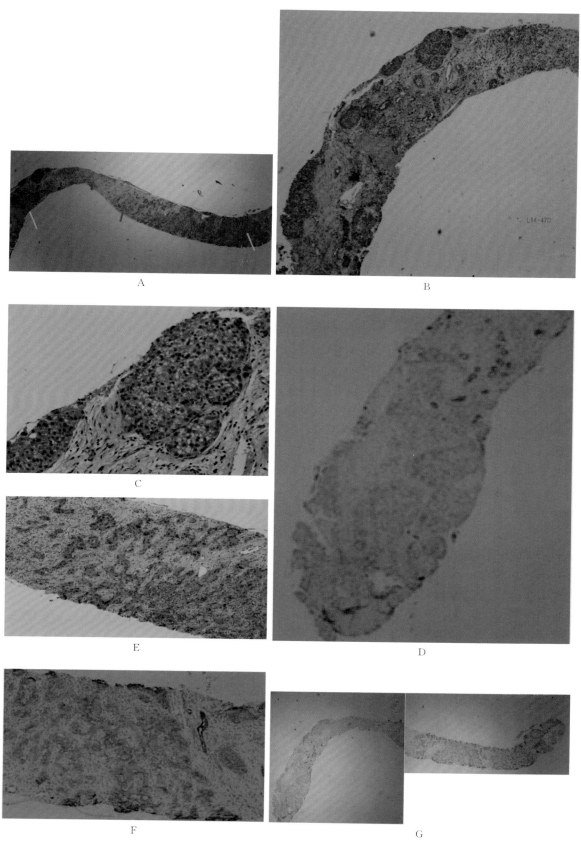

图 8 - 1 - 11 肝细胞-胆管细胞混合性癌

参 考 文 献

[1] Tang D, Nagano H, Nakamura M, et al. Clinical and pathological features of Alleng's type C classification of resected combined hepatocellular and cholangiocarcinoma: a comparative study with hepatocellular carcinoma and cholangiocellular carcinoma [J]. J Gastrointest Surg, 2006,10(7):987 − 998.

[2] Allen RA, Lisa JR. Combined liver cell and bile duct carcinoma [J]. Am J Pathol, 1949,25:647 − 655.

[3] Goodman ZD, Ishak KG, Langloss JM, et al. Combined hepatocellular-cholangioeareinoma [J]. A histologic and immunohistochemical study. Cancer, 1985,55 (1):124 − 135.

[4] Ng IO, Shek TW, Nicholls J, et al. Combined hepatocellular-cholangiocarcinoma: a clinicopathologic study [J]. J Gastroenterol Hepatol, 1998,13(1):34 − 40.

[5] Sell S, Dunsford HA. Evidence for the stem cell origin of hepatocellular carcinoma and cholangiocarcinoma [J]. Am J Pathol, 1989,134 (6):1347 − 1363.

[6] Yano Y, Yamamoto J, Kosuge T, et al. Combined hepatocellular and cholangiocarcinoma: a clinicopathologic study of 26 resected cases [J]. Jpn J Clin Oncol, 2003,33(6):283 − 287.

病例十二

• **临床资料** •

女性，39 岁，肝损伤原因待查。外院肝活检诊断为慢性肝炎（CH）（图 8 − 1 − 12A、B）。因患者持续发热，肝进行性肿大及肝损伤严重，病情恶化，经当地大会诊否定 CH 的诊断。会诊要求明确诊断，是否为淋巴瘤。

• **病理特点** •

复查切片显示门管区大量异常淋巴细胞聚集（图 8 − 1 − 12），并沿血窦呈广泛浸润性生长（图 8 − 1 − 12C、D）。

• **会诊病理诊断** •

淋巴瘤，高度怀疑为 NK/T 细胞淋巴瘤。备注：请临床医生进一步检查确诊。临床医生反馈：肿瘤细胞基因测序明确 NK/T 细胞淋巴瘤。

• **病理解读** •

本例外院诊断错误有两方面原因。一方面，临床申请报告的诊断仅为肝损伤待查，填写过于简单。另一方面，病理医师仅用低倍镜观察了切片，图 8 − 1 − 12A 显示门管区"界面性肝炎"，结合临床肝损伤症状，顺理成章地诊断为 CH。病理学专业教科书指出，这是低年资病理医师所犯的最常见错误。只要当

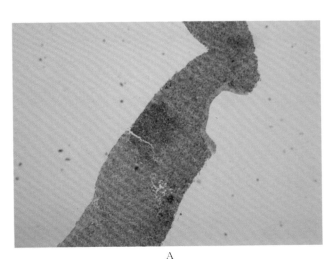

A

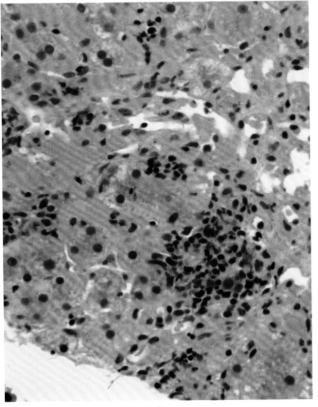

B

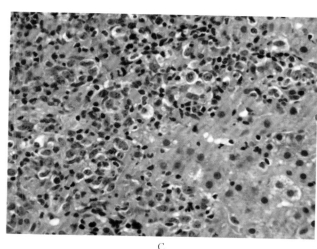

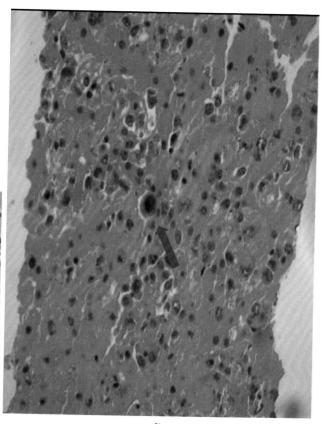

图 8 - 1 - 12　NK/T 细胞淋巴瘤浸润肝脏

时那位医师用高倍镜复看一下,绝不能犯这样的低级错误。因此,对每一例肝活检标本,不仅需要用低倍镜,还必须用高倍镜仔细观察。

· 临床点评与讨论 ·

　　NK/T 细胞淋巴瘤是 1997 年 WHO 新的淋巴瘤分类中确立的一组特殊性外周 NK/T 细胞淋巴瘤。后经多次修改后,2016 年版 WHO 淋巴瘤分类在前者的基础上增加了一些新类型并对某些种类作了更名,NK/T 细胞淋巴瘤修改为成熟 NK/T 细胞淋巴瘤,包括:T 细胞幼淋巴细胞性白血病;NK 细胞慢性淋巴组织增生性疾病;侵袭性 NK 细胞白血病;儿童系统性 EB 病毒阳性 T 细胞淋巴瘤;胃肠道惰性 T 细胞淋巴组织增生性疾病;肝脾 T 细胞淋巴瘤;皮下脂膜炎样 T 细胞淋巴瘤;外周 T 细胞淋巴瘤,非特指性;血管免疫母细胞性 T 细胞淋巴瘤;滤泡性 T 细胞淋巴瘤;伴 TFH 表型的淋巴结外周 T 细胞淋巴瘤;ALK$^+$ 间变性大细胞淋巴瘤;ALK$^-$ 间变性大细胞淋巴瘤;乳腺假体植入相关间变性大细胞淋巴瘤等。肝脏 T 细胞淋巴瘤大部分是 γδ 来源的,少数病例是 αβ 来源的。其中肝 γδT 细胞淋巴瘤突出的体征为肝、脾明显肿大,而淋巴结无明显肿大,少数累及骨髓。病理组织学见大、中异型淋巴样瘤细胞浸润肝窦,瘤细胞核圆、卵圆或稍不规则,染色质散在,核仁不明显,中等量胞质,淡染。

参 考 文 献

[1] 布拉格著. 肿瘤影像学(英文版) [M]. 北京:人民卫生出版社,2002:874.

[2] Civardi G, Vallisa D, Berte R, et al. Focal liver lesion sinnon-Hodgkin's lymphoma: investigation of their prevalence, clinical significance and the role of hepatitis C virus infection [J]. European Journal of cancer. 2002,38:2382 - 2387.

[3] De Woly-peeters C, Achten R. γδT-cell lymphoma a homogeneous entity [J]. Histopathology,2000,36:294.

第二节　肝脏良性肿瘤

胆 管 腺 瘤

• 临床资料 •

男性，46岁，腹腔手术发现肝表面黄豆大灰白色结节，疑为转移性癌。外院肝活检病理诊断为肝转移性腺癌。患者经全身检查（包括胃镜，肠镜，彩超，CT，MRI和PET-CT等）均未发现肝外原发性肿瘤病灶，肝内也无占位性病变。切片经各地多位专家会诊，同意外院诊断意见肝转移性腺癌。会诊要求明确诊断并提供原发肿瘤部位线索。听完患者家属上述病史，笔者脱口而出，不是转移性肝癌，而是微小胆管腺瘤。

• 病理特点 •

复查切片显示肿瘤性腺管杂乱无章地排列在纤维化的背景上（图8-2-1A），腺管内衬单层排列，无任何异型的柱状上皮细胞（图8-2-1B）。

• 会诊病理诊断 •

胆管腺瘤（bile duct adenoma，BDA）。

• 病理解读 •

肝活检病理学专著指出胆管腺瘤微小，直径一般在1 cm以内，临床无任何症状，仅在腹腔手术或尸检时偶尔发现。胆管腺瘤易与转移性癌相混淆，尤其腹部肿瘤手术（胃癌，胰腺癌等）发现肝结节，做冰冻切片，在做出转移性癌诊断时，必须与胆管腺瘤相鉴别。鉴别要点是肿瘤存在丰富的纤维间质，腺腔内衬瘤细胞呈单层排列，无异型性。

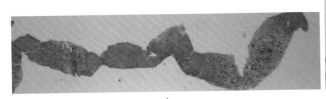

A

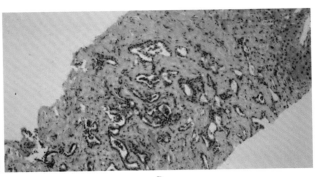

B

图 8-2-1　肝脏胆管瘤

· **临床点评与讨论** ·

胆管腺瘤是一种起源于胆管黏膜上皮的胆道系统良性肿瘤,临床较为罕见,发病机制尚不清楚。部分学者认为该病变系肝脏在损伤应答时的局部胆管增生,目前对其性质仍无定论,然而文献报道 BDA 可能是存在 BRAF V600E 突变的肝内胆管细胞癌(ICC)的癌前病变。

本病无特征性临床表现,影像学检查可见胆管扩张,确诊须依靠病理学检查结果,与转移性腺癌等相鉴别。胆管腺瘤有恶变可能,手术切除是最有效的治疗方法。

参 考 文 献

[1] Allaire GS, Rabin L, Ishak KG, et al. Bile duct adenoma. A study of 152 cases.[J]. The American Journal of Surgical Pathology, 1988,12 (9).

[2] Pujals A, Amaddeo G, Castain C, et al. BRAF V600E mutations in bile duct adenomas.[J]. Hepatology, 2015,61(1):403-405.

[3] Pujals A, Zafrani ES, Calderaro J, et al. Bile duct adenoma should not be designated as a reactive process[J]. Pathology International, 2015,65(6):338-338.

[4] Chen L, Xu MY, Chen F, et al. Bile duct adenoma: a case report and literature review[J]. World Journal of Surgical Oncology, 2014, 12(1).

肝假性脂肪瘤

· **临床资料** ·

男性,52岁,腹腔手术发现肝表面灰白色肿块,切除活检。

· **病理特点** ·

切片显示肿瘤位于肝表面包膜下,有完整的纤维包膜(实际上是肝包膜)(图8-2-2A)。肿块由成熟脂肪组织组成(图8-2-2B),部分区脂肪坏死伴钙化(图8-2-2B,红色箭头)。

· **病理诊断** ·

肝假性脂肪瘤。

· **病理解读** ·

假性脂肪瘤是肝包膜包裹邻近的脂肪组织形成,临床无症状,是腹腔手术时意外发现。而肝脂肪瘤位于肝深部及肝实质内,仅有菲薄透明的纤维包膜。

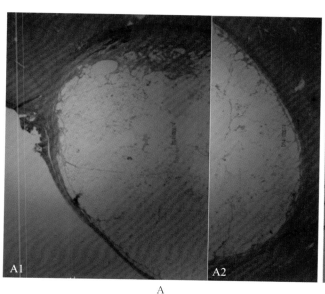
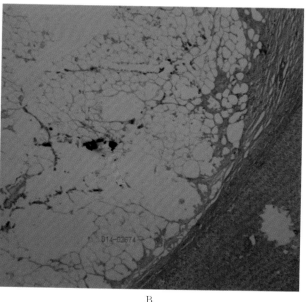

图 8-2-2 肝假性脂肪瘤

• 临床点评与讨论 •

肝假性脂肪瘤又称 Glission 包膜假性脂肪瘤，系位于肝脏隔面的脂肪瘤，多发于老年男性。该病变起源据推测为结肠或网膜脂肪脱落进入肝脏表面与膈肌之间所致，也有学者认为是肝脂肪瘤退化而来，可能与腹部手术相关。

本病临床罕见，病灶完全位于肝外，无明显临床症状，多于腹腔手术时意外发现，影像学检查可见 Glission 包膜下低密度占位，中央部分常钙化。肝假性脂肪瘤为良性病变，一般无需处理，当与真性肿瘤鉴别困难时可手术切除，预后良好。

参 考 文 献

[1] Karhunen PJ. Hepatic pseudolipoma [J]. Journal of Clinical Pathology, 1985,38:877-879.

第九章

转移性肝细胞癌病例

第一节　后腹膜转移性肝脏肿瘤

- **临床资料**

患者男性，55岁，后腹膜CT检查发现肿块，外院手术切除后病理诊断为：正常肝组织。会诊要求进一步明确诊断。

- **病理特点**

复查切片显示肿块组织具有似肝组织的"门管区"（图9-1-1A），仔细观察门管区内无门静脉、肝动脉和小胆管及纤维间质等正常组织，所以并不是真正的门管区，此外标本中未见中央静脉肿块。肿瘤由类似正常肝细胞组成，癌细胞排列成假腺样结构，腺管内含胆栓，表明肿瘤细胞分泌胆汁，这是高分化肝细胞癌的特征（图9-1-1B）。

- **会诊病理诊断**

（后腹膜）转移性高分化HCC。备注：请临床医生注意肝脏有无原发肿瘤史。临床医生反馈：患者3年前于外院因HCC手术，借调切片复查，当时手术病理切片显示为典型的HCC图像（图9-1-1C），癌肿侵犯较大门管区神经鞘（图9-1-1D）。

- **病理解读**

外院本例误诊原因可能是：①HCC后腹膜转移不常见；②高分化HCC肿瘤细胞与正常肝细胞相差无几；③出现类似"门管区"，又没有高倍镜下仔细观察惹的祸。本例的诊断要点是无正常肝小叶结构，肯定是肿瘤性，瘤细胞分泌胆汁唯有高分化的HCC

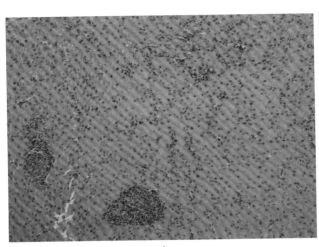

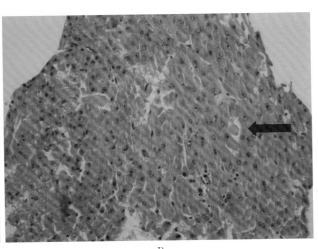

A　　　　　　　　　　　　　　　　　　　B

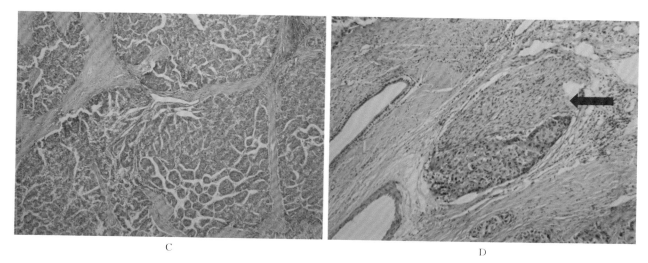

C D

图9-1-1 后腹膜转移性高分化肝癌

才会出现。首次手术标本中,癌组织浸润门管区神经鞘内提示癌组织通过神经鞘这个管道转移至后腹膜。

• **临床点评与讨论** •

　　HCC后腹膜转移并不常见,肝细胞癌最常见的转移途径是血行转移,最常见的转移部位是肺,其次是肾上腺、骨等,肝细胞癌可以通过直接浸润的方式转移到腹膜。复查3年前外院手术病理切片示3年前癌肿侵犯较大门管区神经鞘,癌细胞极有可能通过神经鞘,转移到后腹膜。高分化HCC肿瘤细胞与正常肝细胞相差无几,很容易错判。之前有过胸膜异位肝误诊为肝转移癌的病例报道,但是免疫组化检查(CK5抗体、CK6抗体阳性,肝细胞特异性抗原阳性,Calretinin阳性)证实是正常肝组织异位,因此要结合相应的免疫组化标记物进行更细致的判断。

第二节　胰腺旁转移性肝脏肿瘤

• **临床资料** •

患者男性，62 岁，梗阻性黄疸，CT 检查后发现胰头占位，结合临床表现，初步诊断为胰头癌。手术切除后病理诊断为胰腺癌，分化差。因手术过程中发现肿瘤紧贴于胰腺表面，与胰腺有被膜相隔，外科医生要求会诊除外转移性肿瘤。

• **病理特点** •

复查切片显示肿瘤确实位于胰腺外（图 9 - 2 - 1A），与胰腺仅一被膜相隔。癌细胞呈小梁状排列（图 9 - 2 - 1B），癌细胞高表达 Hep1（图 9 - 2 - 1C），CD34 染色显示癌组织血窦丰富（图 9 - 2 - 1D）。

• **会诊病理诊断** •

胰腺旁转移性肝癌，询问患者病史，患者一年前曾因 HCC 行介入治疗。

• **病理解读** •

本例患者临床表现有胰头占位，梗阻性黄疸。所以首诊病理医师被病史绑架，顺理成章诊断胰头部低分化腺癌。手术时外科医师发现肿瘤位于胰腺被膜外，而质疑病理诊断，要求复旦大学附属华山医院病理科会诊。复查切片显示肿瘤位于胰腺被膜外，显示为典型的 HCC 图像，癌细胞表达 Hep1，确诊本例 HCC。患者没有提供一年前因 HCC 做介入诊断的病史是本例误诊的另一个重要原因。

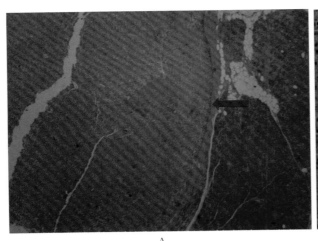

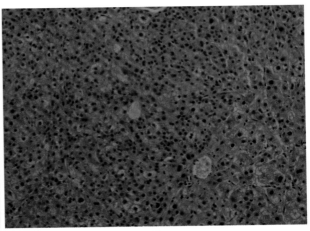

A　　　　　　　　　　　　　　　　　　　B

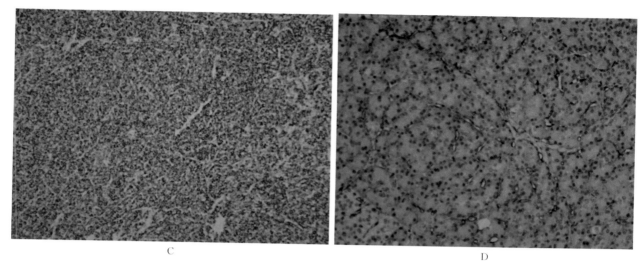

C   D

图 9-2-1　胰腺旁转移性肝癌

• **临床点评与讨论** •

　　复习肝癌转移途径，可以通过直接浸润和扩散的方式转移到胰头。诊断很容易被胰头占位并且伴发梗阻性黄疸的临床表现所误导。但是肿瘤细胞免疫组化 Hep1 染色阳性提示肿瘤的肝脏来源，结合病史更加确定了肿瘤是肝转移来源的判断。同时，外科医生的提示对最终获得正确诊断起到了至关重要的作用。提示病理科医生在切片观察的同时要尽可能多地获得相关的临床信息，尤其是要仔细阅读外科手术记录，才能避免误判。

第三节　腹腔转移性肝脏肿瘤

• 临床资料 •

患者男性，38 岁，因急腹症收治入院，CT 提示腹腔出血，手术过程中证实出血判断，取血块送病理检查。

• 病理诊断 •

图 9-3-1A、B 显示血块及肿瘤组织，癌细胞呈多边形，胞质丰富，呈伊红色颗粒状，且癌组织呈梁状排列，有丰富的血窦。免疫组化染色显示癌细胞表达 Hep-1（图 9-3-1C），癌细胞表达 CK8（图 9-3-1D）。血块中见 HCC 组织碎片，提示 HCC 破裂出血。询问患者病史为乙型肝炎肝硬化，目前 AFP 升高，突发急腹症。至此，本例 HCC 破裂出血导致急腹症确诊。

• 病理解读 •

位于肝表面的 HCC 破裂出血是外科急腹症的一个原因。本例血块中发现破碎癌组织，确诊 HCC 需基于以下两方面：①观察到癌细胞的基本形态：癌细胞呈多边形，胞质丰富，伊红颗粒状，呈梁状排列，梁间血窦丰富。进一步检查 Hep1 和 CK8&18 的表达从而确诊。②询问病史，明确患者是否有乙型肝炎肝硬化病史。

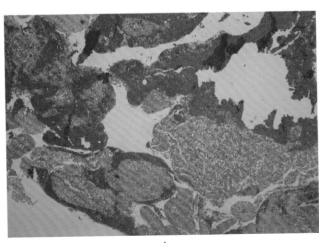

A

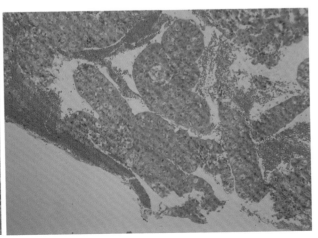

B

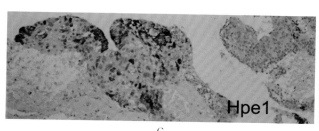

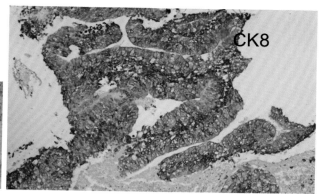

图 9-3-1 腹腔转移性肝癌

· 临床点评与讨论 ·

非创伤性肝脏破裂最常见的原因就是 HCC 破裂。其他的原因包括肝紫癜病、结节性多动脉炎、系统性红斑狼疮、子痫前期等。主要症状就是突发腹痛伴休克。腹部 B 超和 CT 是早期最主要的辅助诊断工具,病理诊断可以确诊。看到典型的 HCC 细胞病理形态:癌细胞呈多边形、胞质丰富、呈伊红颗粒状、癌细胞排列成梁状,且梁间血窦丰富,进一步 Hep1、CK8&18 染色阳性可以帮助诊断。同时继续询问病史,既往有乙型肝炎肝硬化,综合以上几点可以明确诊断。手术、动脉栓塞、保守治疗是最主要的治疗手段,根据病情具体选择。

第十章

肝脏感染病例

第一节　寄生虫肉芽肿

　　随着抗生素的广泛应用，一些常见的感染性肝病（尤其是肝寄生虫病）逐渐淡出病理医师的视野，甚至成为被遗忘的角落。

急性血吸虫病

· **临床资料** ·

　　男性，43岁，腹部手术发现肝散在多发性小结节，肝活检后送病理。外院诊断为肉芽肿性肝炎，会诊要求明确肉芽肿病因。

· **病理特点** ·

　　复查切片图 10 - 1 - 1A 显示门管区多发性肉芽肿伴陈旧性钙化血吸虫沉积和纤维化；切片图 10 - 1 - 1B 显示以虫卵为中心，虫卵周边呈放射状伊红物质伴嗜酸性粒细胞浸润及上皮性组织细胞增生组成血

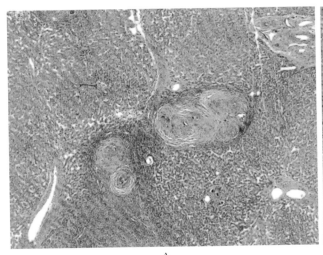
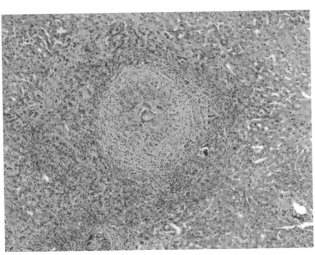

A　　　　　　　　　　　　B

图 10 - 1 - 1　典型血吸虫嗜酸性肉芽肿

吸虫虫卵嗜酸性肉芽肿。

- **会诊病理诊断**

    肝新鲜和陈旧血吸虫卵肉芽肿伴纤维化。请临床医生询问患者是否有疫水接触史。临床医生反馈:患者有去疫区下湖捕鱼史、发热及肝肿大史。

- **病理解读**

    尽管急性血吸虫病已极为少见,但本例这种血吸虫卵周边伊红物吸引大量嗜酸性粒细胞,组成典型血吸虫嗜酸性肉芽肿,不应被遗忘。

- **临床点评与讨论**

    临床上,对于疑似血吸虫病患者,首选实验室检查为在粪便和尿液中检测虫卵。血清学抗原检测通过检测循环抗原也可诊断活动性感染。肝脏影像学检查(B超,CT)可判断肝纤维化程度,评估病情进展。

    日本血吸虫病的治疗药物首选吡喹酮。对于慢性血吸虫病成人患者,总剂量为 60 mg/kg(最大剂量为 3 600 mg),儿童患者(体重小于 30 kg)的总剂量为 70 mg/kg,每天 4～6 次餐间服用,共治疗 2 天。对于急性血吸虫病的患者,成人总剂量为 120 mg/kg,儿童总剂量为 140 mg/kg,每天 2～3 次餐间服用,共治疗 4～6 天。曼氏血吸虫病和埃及血吸虫病的治疗药物也为吡喹酮,总剂量 60 mg/kg,共治疗 1天,分 3 次口服治疗。对于晚期血吸虫病患者出现的并发症(巨脾症,上消化道出血,腹水)等,也应积极进行对症治疗。

寄生虫性纤维钙化结节

- **临床资料**

    男性,41 岁,影像学检查诊断肝脏肿瘤。肝脏肿瘤切除术后,外院病理诊断:肝纤维钙化结节。会诊要求明确有否肝肿瘤。

- **病理特点**

    复查切片(图 10-1-2A、B)显示多发性纤维钙化结节。图 10-1-2C 可在纤维结节中心见高度蜕变的寄生虫虫体横截面伴众多菱形脂质结晶。在广泛钙化的背景上见大量寄生虫虫卵,虫卵旁可见尚未完全钙化的嗜酸性细胞,经寄生虫专家鉴定蛔虫卵(图 10-1-2D)。

- **会诊病理诊断**

    寄生虫性(蛔虫)纤维钙化结节。

- **病理解读**

    本例首诊纤维钙化结节,却没有进一步寻找形成纤维化钙化的病因。仔细观察病理切片,可发现大量寄生虫虫卵,可见寄生虫病病理学近年来有被边缘化的倾向。这个病例提醒病理医生们,寄生虫病是常见病。

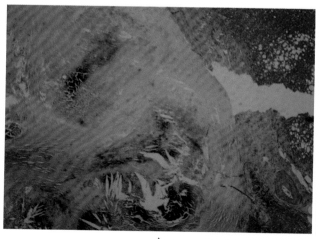

A

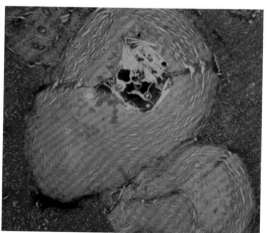

B

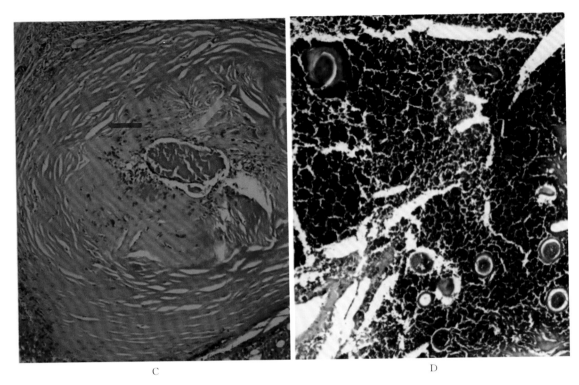

C   D

图 10‑1‑2　寄生虫性纤维钙化结节

• 临床点评与讨论 •

蛔虫是寄生于人体最大的线虫之一，当蛔虫卵寄生于肝脏、胆道等脏器时也可导致各种并发症，可借助影像学检查协助诊断。病理诊断是临床诊断蛔虫卵性肉芽肿的金标准。

目前临床常用的驱虫药物包括阿苯达唑、噻嘧啶、甲苯咪唑、伊维菌素、左旋咪唑等。临床上为了增强疗效及互补，主张使用复合制剂，常见的复合制剂为有阿苯达唑及噻嘧啶组成的复方阿苯达唑，驱虫效果良好。

肝寄生虫性嗜酸性脓肿

• 临床资料 •

男性，35岁，临床诊断为肝脏肿瘤。外院肿瘤切除标本病理诊断为肝孤立性坏死性结节（solitary necrosis nodule，SNN）。会诊要求除外肝癌。

• 病理特点 •

复查切片（图10‑1‑3A）右下角可见一个境界清楚的坏死区，图10‑1‑3B、C中的坏死中心可见高度蜕变伊红色寄生虫虫体，纵、横截面伴坏死及大量嗜酸性粒细胞浸润。经寄生虫病专家鉴定为肝吸虫。

• 会诊病理诊断 •

肝寄生虫（肝吸虫）性嗜酸性脓肿。

• 病理解读 •

本例首诊肝孤立性坏死性结节，完全忽视了坏死组织伴有大量嗜酸性粒细胞浸润，该表现是寄生虫病的重要佐证。若病理医生重视这种寄生虫特征性病变，就会用高倍镜仔细寻找寄生虫虫体和虫卵。通过本病例，我们应再次强调不要轻易诊断肝孤立性坏死性结节。

• 临床点评与讨论 •

华支睾吸虫病的临床症状包括疲乏、腹痛、腹泻、消化不良、肝区疼痛、头晕等，轻症感染者可并无明显症状。查体时常见肝肿大，脾肿大较少见，偶可

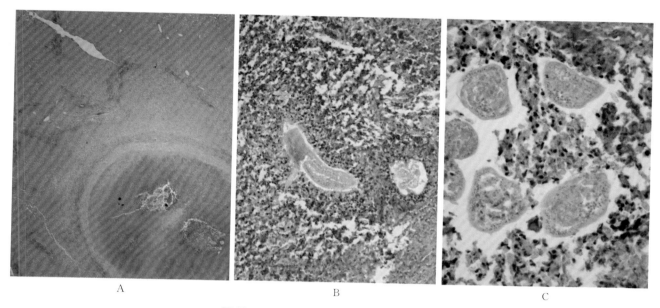

图 10 - 1 - 3　肝穿刺见典型寄生虫虫体和虫卵

见到发育欠佳类似侏儒症者。对于严重感染者，晚期可出现肝硬化，进一步进展至肝脏功能衰竭，乃至死亡。

肝吸虫病的治疗首选吡喹酮。提高群众对于本病的认识，科普生吃鱼虾的风险，普及处理粪便的合理方法等均可以有效预防华支睾吸虫病的传播。

阿米巴感染

- **临床资料**

　　女性，38 岁，影像学检查发现肝脏占位。

- **病理特点**

　　肝穿标本显示大片彻底凝固性坏死，坏死边缘炎症反应明显（图 10 - 1 - 4A）。坏死背景上见高度蜕变阿米巴滋养体（图 10 - 1 - 4B～D），可在坏死边缘见到大量组织细胞增生并吞噬红细胞（图 10 - 1 - 4E、F）。将切片送至寄生虫病专家鉴定，同意阿米巴滋养体诊断。

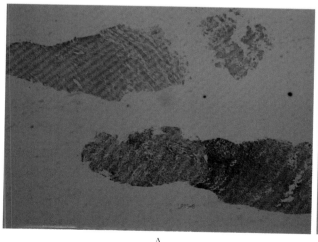

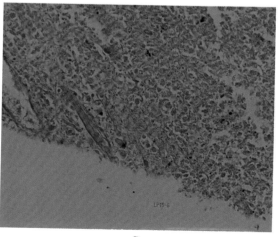

A　　　　　　　　　　　　　　　　　　B

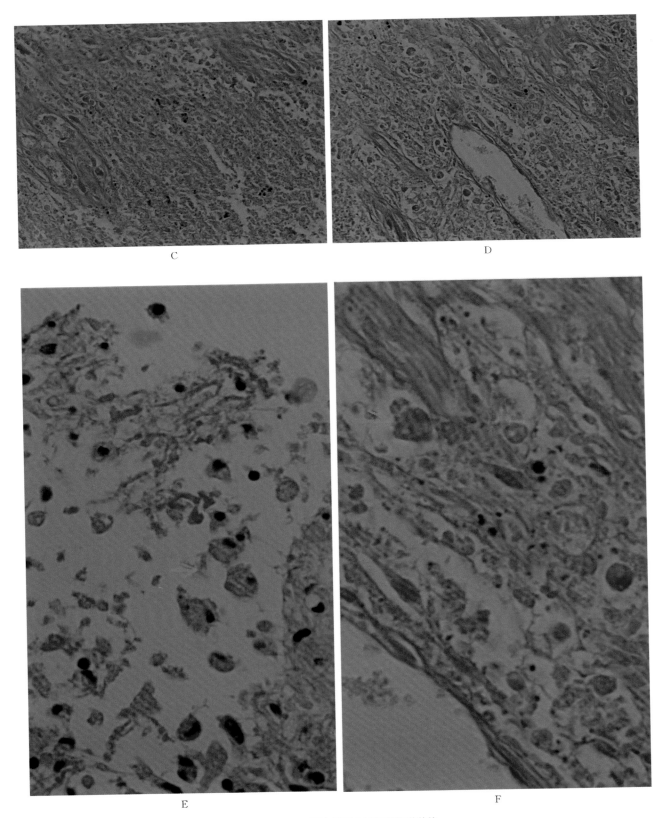

图 10 - 1 - 4　肝穿刺标本见阿米巴滋养体

· **病理诊断** ·

阿米巴肝脓肿。

· **病理解读** ·

病理切片上若见到如此明显彻底凝固性坏死,应考虑以下几种疾病。①肿瘤:但本病例中病理切片未见坏死边缘残留肿瘤;②结核:本例切片中的坏死边缘未见肉芽肿;③真菌感染:本病例中未见肉芽肿及真菌孢子及菌丝;④阿米巴:病理切片可见组织细胞增生并吞噬红细胞,这是掌握诊断阿米巴感染的钥匙。当然寄生虫病专家鉴定出阿米巴滋养体为本病例一锤定音。

· **临床点评与讨论** ·

阿米巴肝脓肿是由致病型溶组织阿米巴原虫引起的,是肠外阿米巴感染的常见表现。这是由于阿米巴原虫可经过门静脉、淋巴系统或直接通过肠壁而到达肝脏。临床上阿米巴肠病伴发阿米巴肝脓肿者约占1.8%~46%,阿米巴肝脓肿的起病较缓,病程较长。近年来,随着我国各地卫生状况的改善,阿米巴感染趋势逐渐下降。

阿米巴肝脓肿可用组织内杀阿米巴药联合肠内杀阿米巴药物治疗。目前首选药物为甲硝唑,每日3次,剂量为800 mg,疗程共10天,在疗程的后期可加用肠内抗阿米巴药物二氯尼特或巴龙霉素以根除复发可能。经过治疗,90%以上的患者可达到治愈,少数治疗效果不佳的患者可换用氯喹或依米丁。

肝 包 虫 病

· **临床资料** ·

男性,45岁,影像学检查发现肝多发性囊肿。

· **病理特点** ·

部分肝切除标本(图10-1-5A)可见多发性囊肿,切开囊肿内含多个子囊。图10-1-5B显示囊壁由层状伊红色无定形物质组成(俗称粉皮样结构),图中央见包虫头节。

· **病理诊断** ·

肝脏棘球蚴病(echinoccosis of liver)。备注:请临床医生询问患者是否去过疫区。临床医生反馈:患者酷爱涮羊肉。

· **病理解读** ·

肝多发性囊肿,囊壁呈"粉皮样"结构是包虫病的特征性病理变化。囊肿内含嗜碱性头节是确诊包虫病的重要依据,但其难得一见,所以不是唯一的诊断标准。

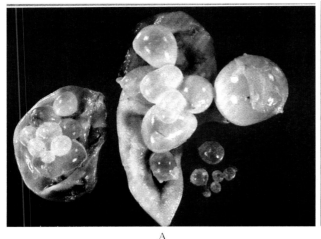

A

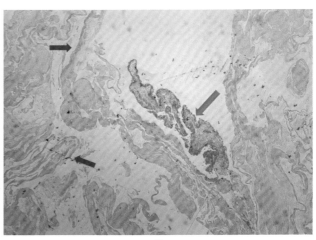

B

图 10 - 1 - 5　肝包虫病

· 临床点评与讨论 ·

肝脏棘球蚴病又称肝脏包虫病，是由棘球绦虫幼虫感染人类所引起的疾病。在我国，常见的棘球绦虫包括细粒棘球绦虫和多房棘球绦虫，它们分别可导致囊性棘球蚴病和泡型棘球蚴病。棘球绦虫主要分布于新疆、内蒙古、甘肃、青海、西藏等畜牧业发达的地区，这也是该病的流行区域。

肝包虫病的临床诊断需结合流行病学史、临床表现、影像学表现和实验室检查。对囊型棘球蚴病患者，外科治疗为首选的治疗方法，而药物治疗首选阿苯达唑，推荐剂量为 10～15 mg/kg，内囊摘除或准根治术后口服用药 3～12 个月，作为术后预防用药。根治性切除者（包括外囊完整剥除和肝叶切除）和囊肿实变型和钙化型者无需用药。

注：依据《包虫病诊疗方案（2017 年版）》. 国家卫生计生委包虫病医疗救治专家组。

舌 形 虫 感 染

· 临床资料 ·

男性，6 岁，肝肿大原因待查。肝活检外院病理诊断为肉芽肿性炎症，会诊要求明确肉芽肿病因。

· 病理特点 ·

复查切片（图 10 - 1 - 6）显示肝穿刺标本中见寄生虫虫体伴肉芽肿性炎症。

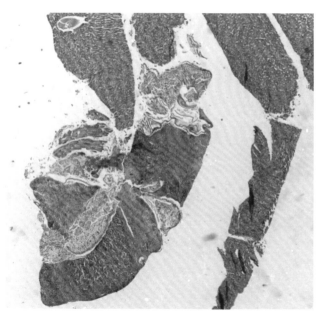

图 10 - 1 - 6　肝穿刺标本见寄生虫性肉芽肿

· 会诊病理诊断 ·

寄生虫性肉芽肿。

· 病理解读 ·

患儿应用吡喹酮驱虫，大便排出大量白色蠕虫，寄生虫病专家鉴定为舌形虫。此虫寄生于蛇皮下组织。患者曾饮服活杀剥皮蛇血，至此找到明确感染途经。这表明该临床医师极其认真负责。

· 临床点评与讨论 ·

舌形虫属五口虫纲、舌形虫科。舌形虫为人兽共患病，中间宿主为啮齿类动物和人，终宿主为犬、蛇等动物。舌形虫经口感染人类。

舌形虫病的治疗首选吡喹酮，同时予以抗过敏治疗和抗感染等辅助治疗。预防、卫生教育对于舌形虫病的控制具有重要的意义。

参 考 文 献

[1] 陈莲, 胡锡琪. 肝舌形虫病的临床病理观察（附 1 例报告及文献复习）. 中国临床医学[J]. 2007, 14(4): 574 - 576.
[2] Prathap K. Pentastomiasis [J]. Ann Acad Med Singapore, 1981, 10 (1): 132 - 135.
[3] 裴明华. 舌形虫病. 见：陈兴保. 现代寄生虫病学[M]. 北京：人民军医出版社, 2002: 943 - 957.
[4] Self JT, Hopps HC, Williams AO. Porocephaliasis in man and experimental mice [J]. Exp. Parasitol, 1972, 32: 117 - 126.

第二节 　细菌性肝脓肿

· **临床资料** ·

男性,36岁,影像学检查发现肝脏占位,外院诊断肝脏肿瘤,于外院行肝脏占位切除术。部分肝切除标本外院病理诊断孤立性坏死结节(SNN)。会诊要求明确是否为肿瘤。

· **病理特点** ·

复查切片,图10-2-1A显示坏死结节有完整纤维包膜,图10-2-1B、C中可见坏死边缘有大量的中性粒细胞浸润,图10-2-1D中可见密集的中性粒细胞集聚伴紫蓝色细菌菌落。

· **会诊病理诊断** ·

细菌性肝脓肿(bacterial liver abscess)。备注:请临床医生询问患者是否有发热病史。临床医生反馈:患者曾有高热伴肝区疼痛,应用抗生素后缓解。

· **病理解读** ·

此病例再一次提醒各位病理科医生,尽量不要轻易诊断SNN。本例诊断的关键词:大量中性粒细胞集聚即为脓肿也;紫蓝色细菌菌落,表明由细菌感染引起。

· **临床点评与讨论** ·

细菌性肝脓肿又称为化脓性肝脓肿,是由细菌侵入肝脏形成,造成局部肝组织炎症、坏死、液化、脓液聚集。细菌性肝脓肿可发病于任何年龄,引起细菌性肝脓肿的常见病原菌包括肺炎克雷伯杆菌、大肠埃希菌、变形杆菌、金黄色葡萄球菌、肺炎杆菌、铜绿假单胞菌等。细菌可通过血流、胆道、邻近组织炎

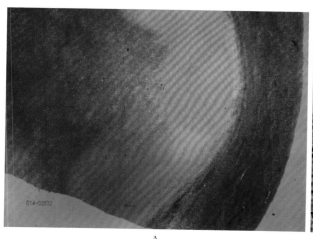

A

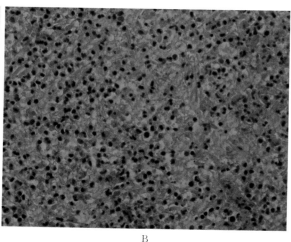

B

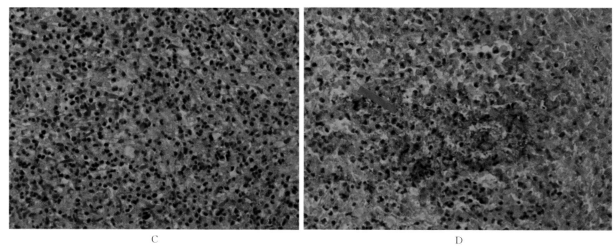

图 10 - 2 - 1 　细菌性肝脓肿

症蔓延及医源性等途径进入肝脏。最常见的感染途径是血流感染（肝动脉和门静脉为主）和胆道感染，近几年，经胆道逆行感染已经成为细菌性肝脓肿最常见的发病原因。

　　肝脓肿的常见临床表现包括寒战、高热、肝区疼痛、消化道症状。细菌性肝脓肿的诊断可依靠临床表现、实验室检查和影像学检查。患者血白细胞计数和中性粒细胞比例显著升高，X 线检查可见肝脏肿大，B 超可见典型的回声减弱的暗区。近年来，B 超引导下经皮置管引流联合抗生素治疗已成为治疗细菌性肝脓肿的重要手段，脓肿引流同时还可作为一种诊断方法，以进一步区分细菌性肝脓肿和其他感染源性肝脏脓肿。当患者存在慢性厚壁肝脓肿，局限性肝脓肿，肝脓肿引流术后死腔形成，肝脓肿有出血风险，合并胆管支气管瘘等情况时，应考虑行肝脏部分切除术。

第三节 真菌性肉芽肿

· **临床资料** ·

女性,49岁,发热伴肝肿大原因待查。肝活检外院病理诊断:肝肉芽肿性炎症。临床要求明确肉芽肿原因。

· **病理特点** ·

复查切片(图10-3-1A～C)显示肉芽肿病灶的多核巨细胞吞噬大量细小有包膜的小球体;图10-3-1D、E显示PAS染色和六胺银染色小球体均为阳性,小球体形态和大小符合隐球菌感染。

· **会诊病理诊断** ·

肉芽肿性肝炎,可能由隐球菌(Cryptococcus)感染引起。临床医生反馈:应用抗真菌治疗,病情很快

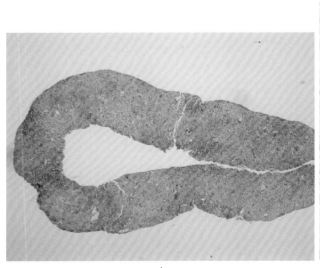

A

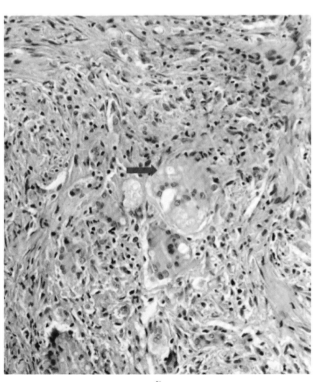

B

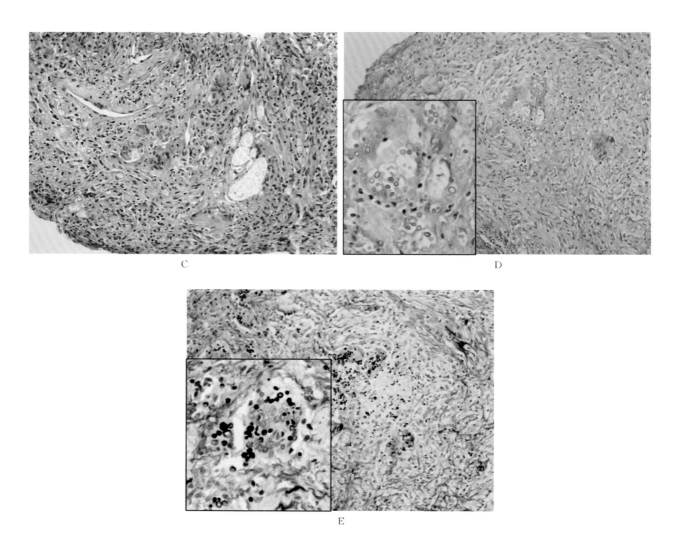

图 10-3-1　肝穿刺标本显示肉芽肿病灶的多核巨细胞吞噬大量细小有包膜的小球体

得以控制,间接证实本例为真菌感染。

• **病理解读** •

当肉芽肿性肝炎病理上疑为真菌感染时,必须PAS染色和六铵银染色进一步确诊。因病理仅为形态学诊断,而真菌的最后确诊是真菌培养。所以病理诊断只能拟诊疑似隐球菌感染。

• **临床点评与讨论** •

肝脏隐球菌感染较为少见。肝脏隐球菌感染常表现为发热伴右上腹疼痛、肝脏肿大、恶心、呕吐、巩膜黄染等表现。隐球菌感染常是全身感染的一部分,因此,临床诊断肝脏隐球菌感染后,应积极寻找全身其他部位是否存在感染灶。

肝脏超声、CT和MRI等影像学检查对于肝脏真菌感染的检出也具有很大的优势,MRI的诊断能力高于CT和超声。

播散性隐球菌病的治疗可参照隐球菌脑膜炎的治疗方案,即两性霉素B联合氟胞嘧啶治疗。初始治疗应该用普通两性霉素B静脉滴注[0.7~1.0 mg/(kg·d)][或两性霉素B脂质体,3~4 mg/(kg·d)]联合氟胞嘧啶口服[100 mg/(kg·d)]。当临床表现改善后可改为唑类药物口服巩固治疗,首选氟康唑400 mg/d,疗程6~12个月,具体疗程长短可根据临床疗效制订。

第四节　非嗜肝病毒感染

EB 病 毒 感 染

病例一

· 临床资料 ·

男性,28 岁,发热伴肝肿大原因待查。

· 病理特点 ·

肝活检标本显示在 DILI 背景上肝窦和门管区淋巴单核样细胞明显增生(图 10-4-1A～C),这些细胞在肝窦呈列兵样排列或呈小簇状集聚。

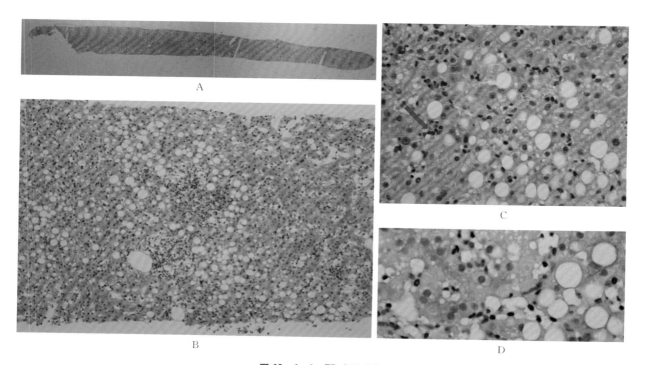

图 10-4-1　EB 病毒感染

• **会诊病理诊断** •

急性肝炎（acute hepatitis）。备注：本例 HAV、HBV、HCV、HDV、HEV 均为阴性，请临床医生检查 EBV。临床医生反馈：血 EBV DNA 滴度＞1：1 000，然后对组织切片 EB 病毒原位分子杂交（EBV Hybridization in situ）显示淋巴单核样细胞表达EBV（图 10-4-1D）。抗病毒治疗有效。

• **病理解读** •

患者长期发热待查，肝穿刺标本显示肝窦内淋巴单核样细胞呈列兵样排列和门管区密集淋巴单核样细胞浸润，提示 EBV 感染。EBV 高滴度，组织切片 EBV 原位分子杂交证实淋巴单核样细胞表达EBV（图 10-4-1D），表明临床病理诊断相结合在诊断疑难肝病的重要性。

• **临床点评与讨论** •

EB 病毒在 1963 年由非洲儿童恶性淋巴瘤体外培养的淋巴瘤细胞系中发现的一种人类疱疹病毒。在 EB 病毒原发性感染者中，超过半数患者表现为传染性单核细胞增生症，少数情况下 EB 病毒感染表现为慢性活动性 EB 病毒感染，淋巴异常增殖性疾病（常为淋巴瘤）和噬血细胞综合征。

病例二

• **临床资料** •

男孩，7 岁，发热伴肝脾及全身淋巴结肿大入院。临床医生要求除外淋巴瘤。

• **病理特点** •

肝穿刺标本显示典型慢性肝炎，门管区密集淋巴和单核样细胞浸润伴界面肝炎和桥样坏死，肝窦内淋巴单核样细胞呈串珠状排列，Reti 染色显示门管区纤维呈芒状增生伴个别纤维间隔形成（图 10-4-2A～D）。

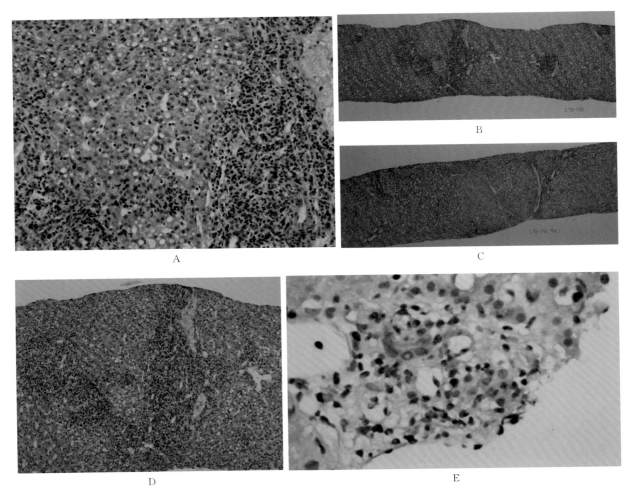

图 10-4-2　慢性 EB 病毒感染

- **第一次会诊病理诊断**·

CH - G3S2。

- **病情分析及随访**·

本例儿童患者 HBV（-）、HCV（-），肝窦内淋巴-单核性细胞呈串珠状排列和门管区密集淋巴-单核细胞聚集，提示 EBV 感染，结合肝脾和全身淋巴结肿大，提示检查 EBV 以进一步确诊，与此同时对切片非 EBV 原位分子杂交，结果显示淋巴-单核样细胞表达 EBV（图 10 - 4 - 2E），临床医生同时反馈：

患儿 EBV 高滴度。

- **最后病理诊断**·

EBV - CH - G3S2。

- **病理解读**·

本例是很罕见的 EBV - CH，临床医生提供病史十分重要，病理学上淋巴-单核样细胞密集增生，原位分子杂交显示其表达 EBV，血液 EBV 高滴度均指向慢性 EBV 感染，必须密切随访，警惕恶变为淋巴瘤。

带状疱疹病毒性肝炎

- **临床资料**·

青年男性，临床检查 HAV、HEV 均为（-），因黄疸、肝功能衰竭死亡。临床诊断暴发性肝炎。

- **病理特点**·

大体标本显示肝萎缩，切片显示广泛大块凝固性肝坏死（图 10 - 4 - 3A），坏死边缘众多凋亡小体（图 10 - 4 - 3B），网染显示网状支架保留，尚未塌陷。

结合临床各型肝炎病毒均为阴性，提示可能为非嗜肝病毒性暴发性肝炎，例如腺病毒、EBV、CMV、SCV、Coxsaokie 病毒、Varicella Zost 病毒（VZV）。尸检提供照片显示颈胸部广泛出血性疱疹（图 10 - 4 - 3C）。应用 VZV 探针 PCR 检测显示肝细胞表达 VZV。

- **病理诊断**·

急性暴发性带状疱疹病毒性肝炎。

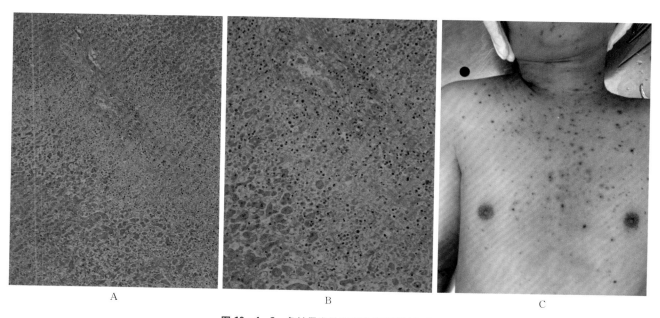

A B C

图 10 - 4 - 3　急性暴发性带状疱疹病毒性肝炎

· 病理解读 ·

这是十分罕见的病例，与病毒性肝炎液化性坏死不同，以凝固性坏死为主，坏死边缘显示大量凋亡小体，残留肝细胞无小泡状脂肪变，坏死区无嗜酸性粒细胞浸润，除外 DILI，VZV - PCR 显示肝细胞表达 VZV。临床医生后续提供病史，患者因疱疹性角膜炎就诊，应用激素治疗。治疗过程中患者出现黄疸，全身广泛疱疹及肝功能衰竭。至此，临床-病理均证实这例罕见急性暴发性带状疱疹病毒性肝炎。

第五节 乙型病毒性肝炎

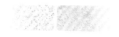

病例一

• 临床资料 •

男,47岁,反复肝功能异常,HBsAg(－),anti-HBsAb(＋),anti-HBcAb(＋),anti-HBeAb(＋),HCV(－),ANA(－),无服药史,血浆铜水平正常。

• 病理特点 •

切片显示肝小叶结构紊乱(图 10 - 5 - 1A),小叶内散在点状坏死,门管区中度慢性炎症伴界面性肝炎和多处桥样坏死(图 10 - 5 - 1B),Reti 和 Masson 染色显示坏死伴网状支架塌陷,伴广泛肝纤维间隔形成,局部假小叶形成(图 10 - 5 - 1C、D)。CK19 染色显纤维间隔内小胆管增生(图 10 - 5 - 1E)。

• 会诊病理诊断 •

隐匿性 CHB - G4S4 early。注:请临床医生进一步检查确诊。临床医生反馈:肝组织检测 HBV-cccDNA(＋)。

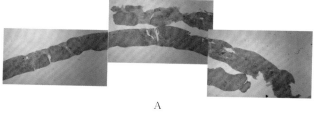

A

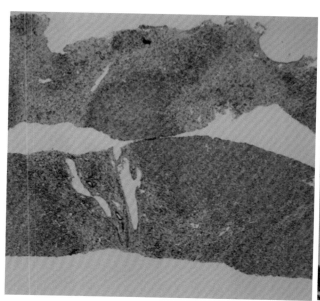

B

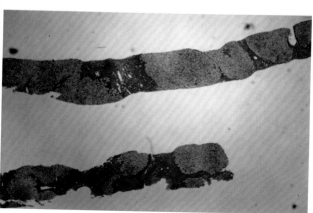

C

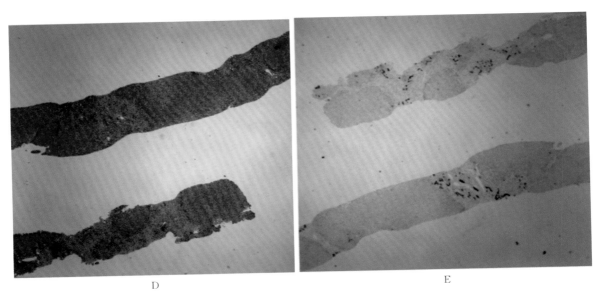

图 10-5-1　隐匿性慢性乙型病毒性肝炎

• **病理解读** •

本例为典型的慢性肝炎，临床已明确除外CHC、AIH、DILI、WD。结合 HBV 三个相关抗体阳性，表明为隐匿性乙型肝炎（OCHB）。大多数OCHB 患者无临床症状，病理为基本正常的肝组织，但少数病例可显示不同程度的炎症和纤维化，甚至肝硬化。对这部分患者行肝穿刺活检很有必要。隐匿性乙肝的定义是血清 HBsAg 阴性，但血清和（或）肝组织中 HBV DNA 阳性，并有 CHB 的临床表现。除 HBV DNA 阳性外，患者可有血清抗-HBs、抗-HBe 和（或）抗-HBc 阳性，但约 20% 隐匿性 CHB 患者的血清学标志物均为阴性。诊断主要通过 HBVDNA 检测。

病例二

• **临床资料** •

女,51 岁,慢性乙型病毒性肝炎,抗病毒治疗效果欠佳,行肝穿活检要求评估炎症程度和纤维化分期。

• **病理特点** •

肝穿刺标本显示小叶结构凌乱,局部假小叶形成,门管区中度炎症伴界面肝炎(图 10-5-2A、B),相邻肝细胞呈明显的花环样排列,炎症坏死区淋-浆细胞浸润(图 10-5-2C),HBsAg 染色显示肝细胞表达 HBsAg(图 10-5-2D)。

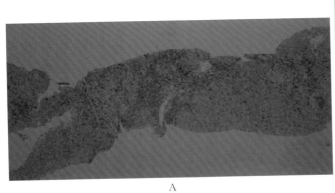

A

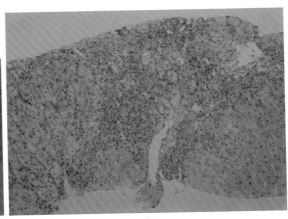

B

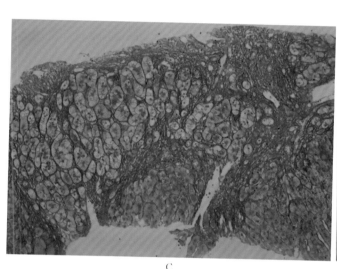

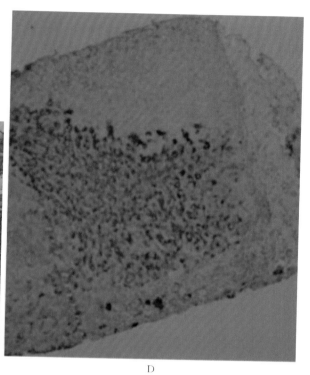

C   D

图 10 - 5 - 2　慢性乙型病毒性肝炎重叠 AIH

· **病理诊断** ·

CHB - G3S4e。注：本例为中年妇女，界面肝炎坏死区肝细胞明显的花环样结构伴淋-浆细胞浸润，检查 ANA、SMA、IgG，以除外 CHB overlap AIH。临床医生反馈：ANA 1∶1 000。至此，CHB overlap AIH 综合征确立。

· **病理解读** ·

本例临床病理均明确 CHB，为什么经抗病毒治疗后门管区明显界面肝炎，并纤维化进展为早期肝硬化。阅片中观察肝细胞明显的花环样结构伴淋-浆细胞浸润，结合临床表现，患者为中年妇女，是否可能合并 AIH 导致抗病毒治疗效果不佳？所以提醒临床医生检查 ANA，最终确诊 CHB overlap AIH。

病例三

· **临床资料** ·

男，47 岁，慢性乙型病毒性肝炎，抗病毒治疗效果欠佳，肝穿刺活检评估炎症程度和纤维化分期。

· **病理特点** ·

肝穿刺标本显示小叶结构凌乱，局部假小叶形成，肝细胞弥漫性脂肪变性伴肝细胞气球样变（图 10 - 5 - 3A、B），门管区中度炎症伴界面肝炎，HBsAg 染色显示肝细胞表达 HBsAg（图 10 - 5 - 3C）。Reti 染色显示早期肝硬化（图 10 - 5 - 3D）。

· **病理诊断** ·

CHB - G3S4e 伴重度脂肪肝。注：请临床医生注意有否糖尿病和肥胖症，以除外 NASH on CHB。临床医生反馈：患者糖尿病和肥胖症，故本例 NASH on CHB 确定。

· **病理解读** ·

本例临床病理均明确 CHB，为什么经抗病毒治疗后门管区明显界面肝炎，并纤维化进展为早期肝硬化。阅片中观察肝细胞明显脂肪变性和气球样变，是 NASH 的特征性病理变，所以提醒临床医生注意检查糖尿病和肥胖症，最终确诊 NASH on CHB。

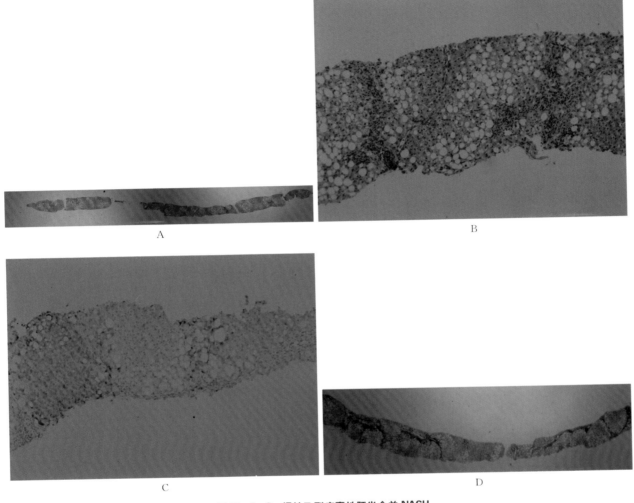

A B C D

图 10-5-3　慢性乙型病毒性肝炎合并 NASH

病例四

• **临床资料** •

男性，37 岁，自幼"乙肝大三阳"，在抗病毒治疗的过程中，因肝功能衰竭，20 天后行肝移植。

• **病理特点** •

全肝样本呈深绿色，表面呈散在再生结节（图 10-5-4A），切面可见灰白色肝细胞再生结节，镜下显示在亚大块和大块的肝坏死的背景上，残留的肝细胞内可见胆汁淤积，毛细胆管扩张伴胆栓形成（图 10-5-4B）。坏死边缘肝细胞呈小泡状脂肪变性，并可见马洛里小体（图 10-5-4C、D）。Reti 染色显示坏死区网状支架广泛塌陷（图 10-5-4E），Masson 染色显示肝硬化（图 10-5-4F）。CK19 染

色显示坏死区小胆管高度增生活跃（图 10-5-4F）。肝细胞再生结节表达 CK18。HBsAg 和 HBcAg 染色显示再生肝细胞表达 HBsAg 和 HBcAg。

• **病理诊断** •

重症慢性乙型肝炎肝硬化，极可能由急性酒精性肝炎诱发，请临床医生询问发病前有否酗酒史。临床医生反馈：因大量酗酒后醉倒在马路边，一周后发生肝功能衰竭。

• **病理解读** •

本例病理学特点是乙型肝炎肝硬化的背景上伴大块亚大块肝坏死，肝细胞内见有马洛里小体（Mallory body）。结合临床表现，明确酗酒后肝功能衰竭，符合 SACLF on AASH。慢性乙型肝炎在抗病毒的过程中，若发生慢加急性（亚急性）肝衰竭，首要原因是 DILI，次要原因是酗酒。

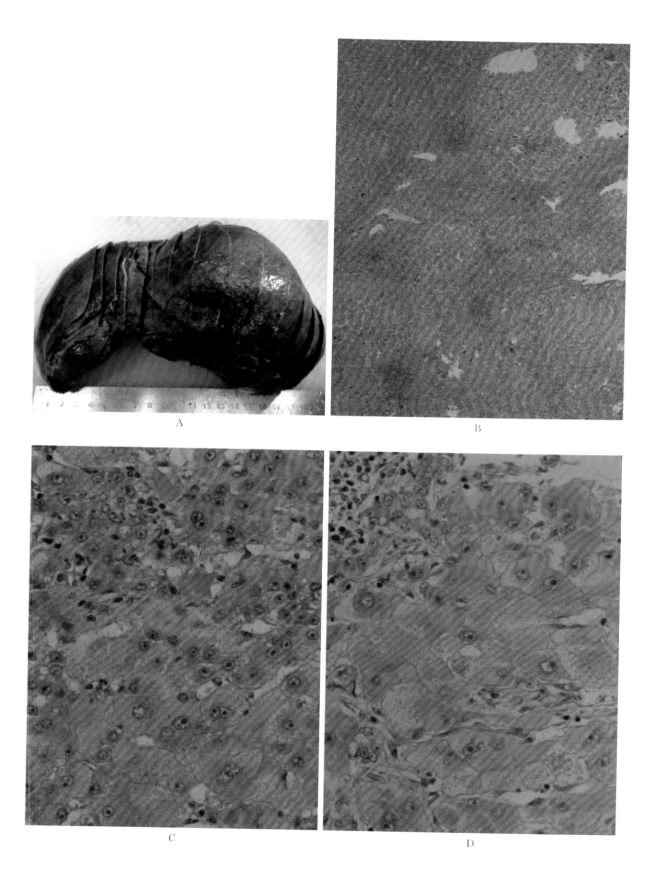

A

B

C

D

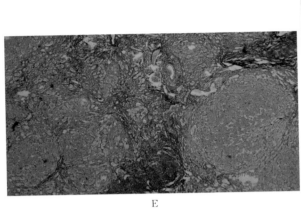

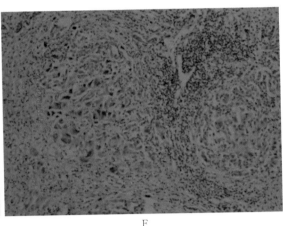

图 10 - 5 - 4　SACLF on AASH

病例五

· 临床资料 ·

男,48 岁,"乙肝小三阳",抗病毒治疗有效,一直服维持量,病情稳定。1 周前病情突然恶化,重度黄疸,肝功能衰竭,行肝移植手术。

· 病理特点 ·

大体标本显示肝硬化,镜下显示在肝硬化背景上大块和亚大块肝坏死(图 10 - 5 - 5A),残存肝细胞呈明显小泡状变性,肝细胞内和小胆管内明显胆汁淤积(图 10 - 5 - 5B、C),炎症坏死区嗜酸性粒细胞浸润(图 10 - 5 - 5C)。

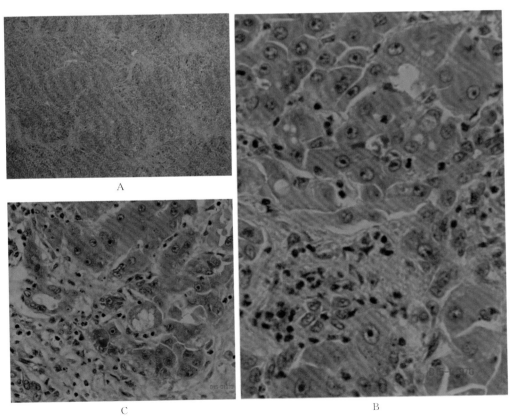

图 10 - 5 - 5　DILI 所致慢性乙型肝炎肝硬化加 ACLF

· 病理诊断 ·

高度疑为药物性肝损 DILI 引起慢性乙型肝炎肝硬化加急性肝功能衰竭（ACLF on CHB-Cirrhosis, highly likely caused by DILI）。注：请临床医生询问服药史进一步确诊。临床医生反馈：患者发病前 1 周服用江湖郎中自制中草药。至此，本例 DILI 确诊。

· 病理解读 ·

本例 CHB 在抗病毒药物控制情况下，突然急性肝功能衰竭，最常见原因是 DILI。大块和亚大块坏死边缘肝细胞小泡状脂肪变性和炎症坏死区嗜酸性粒细胞浸润，是病理诊断 DILI 有力佐证。家属提供患者服药史是确诊关键。

病例六

· 临床资料 ·

男性，26 岁，自幼 HBsAg（＋），突发上消化道出血，脾肿大，临床诊断乙肝肝硬化，失代偿期。患者行肝穿要求评估炎症程度。

· 病理特点 ·

肝穿刺标本显示肝小叶结构基本保留（图 10 - 5 - 6A），中央静脉扩张，其周围血窦高度扩张淤血，血窦互相贯通呈血池样，并压迫肝索使之萎缩（图 10 - 5 - 6B），门管区无炎症反应，Masson 染色显示门静脉壁纤维化，血窦壁广泛纤维化（图 10 - 5 - 6C、D），HBsAg 染色显示肝细胞表达 HBsAg（图 10 - 5 - 6E）。

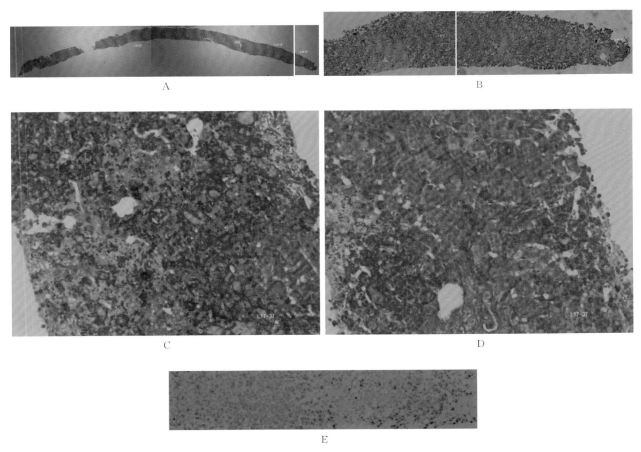

图 10 - 5 - 6　HSOS

• 病理诊断 •

肝窦阻塞综合征（hepatic sinusoidal obstruction syndrome，HSOS）；非活动性乙肝表面抗原携带者（non-active HBsAg carrier）。

• 病理解读 •

本例组织病理学非活动性 HBsAg 携带者背景上，因 HSOS 引起肝静脉回流受阻导致门静脉高压，食管静脉曲张破裂出血。追问患者病史，患者曾服用土三七治疗颈椎病，因此考虑土三七所致 DILI。临床因 HBsAg（＋），顺理成章的诊断乙肝后肝硬化，而真正的"罪魁祸首"是土三七。

• 临床点评与讨论 •

DILI 临床上既可表现为急性肝损伤，也可表现为慢性肝损伤，乃至肝硬化，既可单独存在，亦可合并其他肝脏疾病，本例患者就合并自幼开始的非活动性的 HBsAg 阳性携带史，突发急性肝硬化失代偿表现，DILI 的诊断最终依赖于用药史、停药后恢复情况、再用药反应，结合非特异的临床表现、实验室检查和病理学特征，因此追踪病史上的蛛丝马迹对于 DILI 的诊断和及时的治疗至关重要。

第六节　丙型病毒性肝炎

· 临床资料 ·

男性，47 岁，临床明确慢性丙型肝炎（chronic hepatitis C，CHC），近几个月来出现黄疸，皮肤瘙痒，AMA（＋），AMA－M2（＋），肝活检要求明确是否存在 CHC 合并 PBC。

· 病理特点 ·

肝穿标本显示肝脏内少数肝细胞脂肪变性，门管区明显扩大，伴界面肝炎和个别桥接样坏死（图10－6－1A、B）。门管区以变性坏死小胆管及胆管坏死肉芽肿为中心大量淋巴细胞聚集成淋巴滤泡样（图10－6－1C、D）。

· 病理诊断 ·

结合临床 HCV－RNA（＋），AMA－M2（＋），符合 CHC－G3S2 coexist PBC，3 级。

· 病理解读 ·

本例病例 CHC 的病理诊断依据是小叶内散在肝细胞脂肪变性，门管区重度炎症伴小胆管坏死，同时伴有界面肝炎和亚大块肝坏死。PBC 的诊断依据是门管区胆管坏死性肉芽肿伴淋巴滤泡形成。本例必须在检查 HCV－RNA（＋），同时 AMA－M2（＋）的支持下诊断 CHC 合并 PBC。两者重叠之处是 CHC 和 PBC 都可以出现门管区小胆管损伤和淋巴滤泡形成，门管区淋巴细胞性界面性肝炎是重度 CHC 活动的标志（图 10－6－1C），而门管区胆管坏死性肉芽肿是 PBC 的特征性病理变化（图 10－6－1D）。

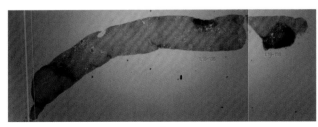

A

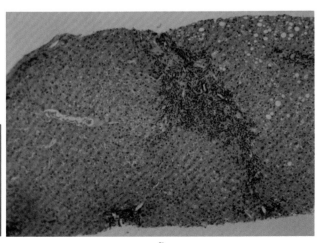

B

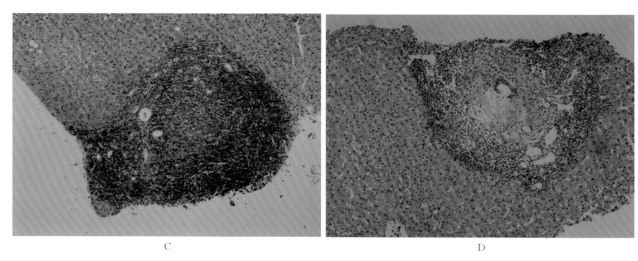

C   D

图 10‑6‑1　慢性丙型病毒性肝炎合并 PBC

• 临床点评与讨论 •

通过组织病理学，从病毒性肝炎、AIH 中鉴别出 PBC，以及对 AIH/PBC 重叠综合征、慢性病毒性肝炎合并 PBC 的情况进行诊断，是极其重要的。

参 考 文 献

[1] Goodman ZD. Grading and staging systems for inflammation and fibrosis in chronic liver diseases [J]. Journal of Hepatology, 2007, 47:598-607.

第十一章

其 他 病 例

第一节 酒精性脂肪性肝炎肝硬化

- **临床资料**

男性,47岁,因黄疸肝功能异常入院,原外院肝穿刺病理报告肝增生结节。

- **病理特点**

肝穿刺标本显示小叶结构凌乱,局部假小叶形成,门管区中度炎症伴界面肝炎(图11-1-1A),肝细胞广泛棕黄色素颗粒沉着(图11-1-1B)。Perls blue 染色显示棕黄色素颗粒为铁沉着(图11-1-1C),Reti 染色显示肝硬化(图11-1-1D)。

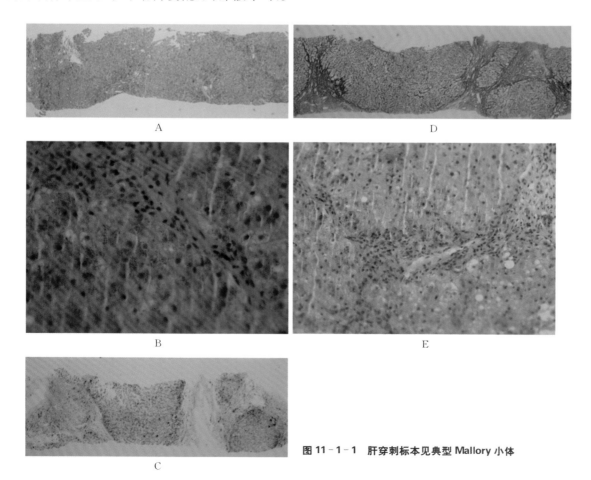

A

D

B

E

C

图 11-1-1 肝穿刺标本见典型 Mallory 小体

• **病理诊断** •

血色病性肝硬化（haemochromatosis-cirrhosis）。请临床医生进一步检查确诊，临床医生反馈：除外血色病，患者长期饮酒 18 年，每天 50°白酒 250 ml。

据此，重读切片显示肝细胞脂肪变性，并可见典型的马洛里小体（图 11-1-1E）。

最终病理诊断：酒精性脂肪性肝炎肝硬化，伴继发性血色病（achoholic steatosis hepatitis cirrhosis，with second haemochromatosis）

• **病理解读** •

本例首诊为血色病性肝硬化，临床医生提供饮酒史，复查切片就诊首诊错误。再一次说明临床病理相结合是破解疑难肝病的关键。

第二节　嗜酸细胞性慢性肝炎

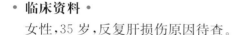

- **临床资料**

女性，35岁，反复肝损伤原因待查。

- **病理特点**

肝穿刺标本显示典型慢性肝炎（图11-2-1A），门管区扩大，中度炎症伴界面肝炎和桥样坏死（图11-2-1B、C）。除淋巴细胞浸润外，明显的嗜酸细胞浸润及肝细胞小泡状脂肪变化（图11-2-1D、E）。

- **病理诊断**

CH-G3S2。备注：本例慢性肝炎有小泡状脂变和炎症坏死区明显嗜酸细胞浸润，提示DILI-CH或DILI-A-AIH，请临床医生询问服药史和检查AMA、SMA、IgG进一步确诊。临床医生反馈：本例为系统性嗜酸细胞增生症，曾发生嗜酸细胞肺炎和嗜酸细胞胃肠炎，均经病理证实。所以本例应是嗜酸细胞性慢性肝炎，属于系统性嗜酸细胞增生症的一部分。

- **病理解读**

本病例临床医生补充病史十分重要，临床医生与病理医生讨论是解决疑难肝病的最佳途径。

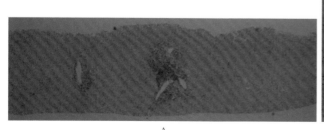

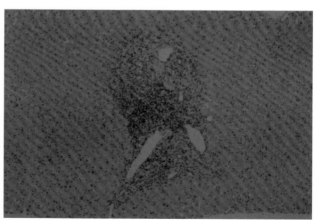

A

B

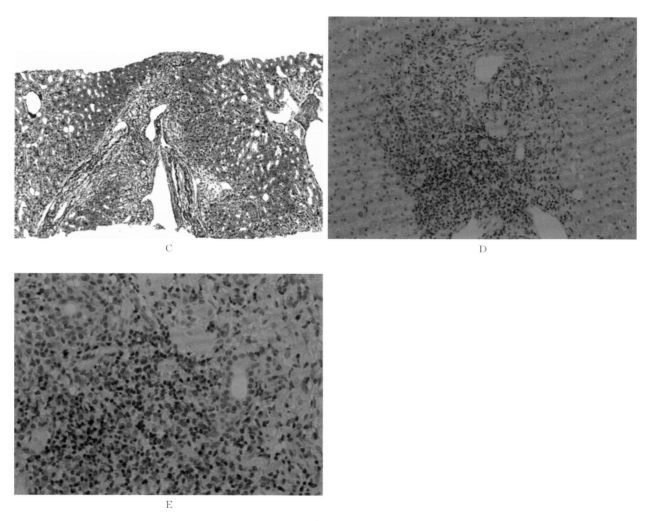

C

D

E

图 11 - 2 - 1　嗜酸细胞性慢性肝炎